気知らずの体になる
「七分目」の満腹法

医学博士
渡辺医院院長
渡辺完爾

青春新書
PLAYBOOKS

はじめに

おなかいっぱい食べたいが、でも、健康も気になる……。

食欲を優先すべきか、健康をとるべきか、私たちの思いは、つねにその狭間で揺れています。昔から「腹も身のうち」といわれ、ほどほどに食べるのが健康の秘訣とされていますし、最近では、健康長寿のために「食事の回数も量も、少ないほどよい」との見解が注目されています。

ですから、多くの人が、「過食は体に毒」と食事の量を制限したいとは思っているのですが、そのタガがゆるむこともあって、そんなときには、食欲をセーブできなかった自分を情けなく思うことにもなります。

食欲は人間にとって欠かせない欲求の1つ。欲求を満たす食事は楽しくあって当然なのに、「また食べ過ぎてしまった」という罪悪感に苛まれるものであっては、なんだかとても損をしている気分になってしまいます。

いままで過食をしてきた現代人にとって、少食への切り替えは容易ではありませんから、

「少食のすすめ」がストレスを増幅させ、暴飲暴食のきっかけにもなりかねません。

本書では、満腹を感じるまで食べても、1日のトータルで考えた場合、摂取カロリーが腹七分目でおさえられる秘訣を紹介しています。

腹七分目の食習慣をつづけると、健康長寿の遺伝子にスイッチが入って、病気をよせつけない体になることが、近年、科学的に証明されつつあります。

とはいえ、これから紹介する、満腹まで食べても大丈夫な健康法は、昨日や今日、発案されたものではありません。長い歴史と、多くの人々を病気から救ったという実績に裏打ちされた方法で、深刻な病を克服した例もたくさんあります。

いままで不調や病気に悩んでいた人は、この方法を知らなかっただけ。この一生モノの健康法とつきあっていけば、その悩みはきっと解決することでしょう。

すべての人に健康長寿への希望を与える健康法。あなたも、さっそく試してみてください。

2012年5月

渡辺完爾

病気知らずの体になる「腹七分目」の満腹法／目次

第1章　「1日3食」が寿命を縮めていた⁉

第2章
「腹七分目」が病気知らずの体をつくる

第4章 空腹感を乗り越えるちょっとしたコツ

第5章　若返る＆病気にならない10のポイント

付章　つらくない1日断食の秘訣

本文イラスト／内田尚子
図版・DTP／センターメディア

第1章
「1日3食」が寿命を縮めていた⁉

◆じつは害だった、食の常識

病気に悩まされることなく、いつまでも若々しくありたい——。

年々、平均寿命が延び、100歳を過ぎても元気に楽しく暮らす人たちの姿を目にするたびに、「あんなふうに生きられたら」と、誰もが健康長寿を願います。

現代人は健康情報に非常に敏感で、さまざまな健康法がブームとなっては消えていくのも、それだけ健康への憧れが強いからです。

平均寿命が延びるいっぽうで、がん、脳卒中、糖尿病などの生活習慣病は増えつづけています。つまり、多くの人が何かしらの病気や不調を抱えていて、薬を飲みつづける毎日に不安を感じている。健康への強い憧れ、繰り返す健康ブームの裏には、こうした現実があることも無視できません。

それにしても、これだけ検査技術が進んで病気の早期発見が可能になったというのに、なぜ生活習慣病などの患者は減らないのでしょうか?

これに対して、私はきっぱりと答えることができます。

「1日3回も食事を摂っているからです」と――。

不規則になりがちな現代人の生活には、さまざまな問題点があげられますが、ほとんどの人が自覚なしに行っている〝大問題〟、それが「1日3回の食事」なのです。1日に3回も食事を摂っていたら内臓に負担をかけることになり、かりに3食とも「おなかいっぱいまで食べている」としたら、病気になるために食事をしているようなものといっても過言ではありません。

誰もが常識と考え、体にいいと実行してきた「1日3回の食事」こそ、病気を引き起こす原因であった……。もし3回を2回に減らしたら、病気に悩む人はもっと減るはずです。

なぜなら、食事の回数を減らすことで、病気の要因とされる過食や肥満の問題が解消されるからです。悩みの種だった健康診断での数値も確実によくなるはずです。

◆「ふつう」でなくてかまいません

日本に「１日３食」が定着したのは、江戸時代だといわれています。

ただし、三度の食事を堪能できたのは、おもに江戸の商人たち。各地との交易によって裕福になった商人たちの暮らしはぜいたくなものでしたが、貧しい農民には1日2回の食事が限度だったことでしょう。

つまり、3回の食事は、生活が豊かになったことで生じた習慣で、それが健康にいいという理由からではないことを、心に留めておかなくてはなりません。

1日3回の食事がベストであるとの証明はじつはどこにもないのです。

何事にもエビデンス（証拠）が求められる医学界において、科学的根拠がないにもかかわらず、常識とされているのはおかしなことです。

現在、私が院長として治療にあたっている渡辺医院では、いまから85年ほど前、西勝造先生が自らの体験や研究を通して確立した「西式《にししき》健康法」を取り入れていますが、長年にわたって西式健康法を推進してきた医師たちの診断結果から分析すると、3食にした弊害のほうが多いとされます。

これについては、すでにさまざまな本が発行されていますから、参考にしてもらってもいいでしょう。

健康長寿をめざすのなら、「1日3食」の固定観念を捨ててください。まず、こうした気持ちの切り替えが大切なのです。

ところで、当医院には、よくこんな内容の電話がかかってきます。

「そちらで治療を受けたら、ふつうの人と同じように食べられるようになるんでしょうか？」

糖尿病を患っている方に多いのですが、こういう人の場合は、この「ふつう」という考え方から変える必要があります。

人間の体に「ふつう」という概念はなく、「ふつうの人」という人もいません。

たとえば、2人の人間が、同じような環境にあって同じものを食べても、いっぽうは糖尿病を発症し、もう片方は糖尿病にかからないというケースもあり得ます。それは、人によって食べ物に対する処理能力が異なるからです。

暴飲暴食をしても糖尿病にならない人、しなくても糖尿病になる人がいるのは、体質や生活習慣が異なるからで、暴飲暴食をしないのに糖尿病を発症したという人の場合は、「私は糖の処理能力が悪いのだから、少し控えめに食べよう」と自分の体質や生活習慣に合った食べ方を研究するだけのこと。

人と比べて、「私はふつうでない」とか「ふつうの人のように食べたい」と思うこと自体、間違いなのです。

固定観念から離れられないという人のために、1日2食を「ふつう」、3食は「食べすぎ」と決めてしまえば、みんながもっとラクに健康になれると思うのですが。

◆だるさの原因は食べすぎかもしれません

では1日の食事を2回にする場合、朝昼晩のどれを抜くべきかというと、西式健康法の長年の経験と臨床から、それは間違いなく朝食だと断言できます。

健康長寿を願うなら、いますぐにでも実行してほしいこと、それが「朝食抜き」なのです。「朝食抜き」は、「西式健康法」の支柱の1つで、講演会などを通じて、以前からずっと伝えてきたことですが、最近になってこの重要性に気づく医師が、ようやく増えてきたという印象です。

なぜ朝食が体によくないかというと、午前中、人間の体は排泄モードにスイッチが入っていて、前日までに摂取した食べ物や血液のカスのようなものを体外に出そうとしています。蠕動《ぜんどう》運動によって腸が排泄を進めているときなので、このときに食べ物が入ってくると消化吸収にも力を注がなくてはなりませんから、排泄能力が低下してしまいます。

排泄が十分にできない状態がつづくと、腸管には宿便と呼ばれる残留便がたまってきます。宿便は、憩室という腸のくぼみやしわに入り込んで、腸内環境を悪化させます。乳酸菌やビフィズス菌などの善玉菌は減少して、ブドウ状球菌や大腸菌などの悪玉菌が増殖。こうなると、善玉菌を含む食べ物を摂取しても、腸内環境の改善は難しくなります。

ですから、朝食を抜いて排泄のための活動時間を十分にとるのは、とても大切なことなのです。

間食がよくないのは、誰もが知るところですね。

間食は食生活のリズムを崩すだけでなく、過食の引き金にもなりますし、当然、内臓にも負担をかけます。その点から考えると、朝食は体にマイナスな間食と同じだといってもいいくらいです。

激しい労働をしていないのに疲労感やだるさがとれないという人は、朝食の摂りすぎが原因かもしれません。「朝食をしっかり食べましょう」という最近の風潮に惑わされ、満腹になるまで朝食を食べたりしていませんか？

安全とされている食材でも、その中には人間の体では作り出せない成分が含まれていますから、食べ物はある意味〝異物〟で、私たちはその〝異物〟を体内に取り込み、取捨選択の結果、利用しやすい形に変えてエネルギーとして使ったり、非常時に備えて貯蓄したりしています。

この作業は、入ってくる食物が適量ならスムーズに行われますが、食物が過剰になると臓器は処理に追われて疲弊してゆきます。疲労感やだるさは、労働によるものではなく、内臓の疲れによるものかもしれません。

気分転換のつもりの間食、仕事あとのアルコールなど、生活の中には、過食してしまいがちな場面があります。

それがたまにならば、息抜きとして大目に見ることにしましょう。しかし、不必要な朝食を食習慣に組み込んでしまうのは、じつはとても危険なことなのです。

◆過食の原因に終わった「1日30品目」

このように、食に関する〝常識〟には、必ずしも正しいとはいえないものもありますし、また、定着できずに消えていったものもあります。たとえば、「1日30品目食べよう」という食事の目安がそうです。

最近ではあまり聞かれなくなりましたが、以前、よく耳にした「1日30品目」という基準の出所は、1985年に厚生省（現・厚生労働省）が発表した「食生活指針」。

これが出されてからしばらくの間は、食材の種類を数える人がいるかと思えば、スーパーには「30品目」を意識したジュースやふりかけなどの食品が並びました。

タンパク質、脂、カルシウム、カロチン、ビタミン・ミネラルなどの栄養素を、多くの食材からバランスよく摂って健康になるというのが、「1日30品目」のねらいでしたが、バランスよくというのが、なかなかうまくいかなかったようです。

どうしても好きなものや、食べ慣れているものに偏りがちで、人によっては、30品目の多くが動物性タンパク質の食材だったり、穀類やイモ類だったりという問題が指摘されました。

バランスを意識しないで30品目食べたのでは、だいたいの場合、過食となってしまいます。

たとえば、忙しい単身男性の中には、毎食を外食に頼っている人も多いのではないでしょうか。

朝、昼はコンビニエンスストアのサンドイッチや弁当ですませ、夜は残業の合間に定食屋やファミリーレストランなどに出かける。あるいは、昼・夜ともにコンビニ弁当という人も少なくないと思います。

こういう食習慣の人でも、食材を多く使った弁当や定食メニューを選べば、30品目をクリアすることは、それほど難しいことではありませんが、ビタミンやミネラルが不足することは明らかです。

弁当には、ごはんとメインになる肉や魚が入っていますから、炭水化物やタンパク質、糖質がオーバーする傾向にありますし、また、味つけも濃いめなので、塩分も摂りすぎることになってしまいます。

バランスのとれた食事をするには、30品目を意識するより、もっと有効な方法がありま す。それは、なるべく精製されていないものや、１つの食材を丸ごと食べるようにするこ と。

たとえば、米は玄米のまま炊き、魚は切り身ではなく1匹丸ごと調理して、皮や骨、ワタなども食べるようにすればいいのです。

野菜も、人参や大根などの葉と根を食べると、それぞれに含まれる栄養成分が違います から、そこでもバランスがとれるというわけです。

ところで、食事バランスの悪さは、単身者だけの問題ではありません。

成長期の子どもたちにとっては、より深刻な問題といわざるを得ません。両親が共働き の家庭では、夕食を冷凍食品やカップ麺などですませる場合もあり、また、子どものほう も塾通いや習い事に忙しかったりするものですから、コンビニのおにぎりやファストフー ドなどを夕食にすることも珍しくないようです。

さらに、問題は給食にも及び、メニューのアンバランスが目立つ学校も多く、最近では それを問題視した本まで出ています。

それによると、炭水化物が大半を占める献立や、脂質や糖質が過剰な献立もあり、あまりにもバランスを無視したメニューに驚かされます。

残さずに食べてもらうようにと、子どもたちの好みに合わせているのでしょうが、食べ物の本当のおいしさを知らず、食わず嫌いのまま成長してしまうようで心配です。

西式健康法に則ったメニューでは、毎食、体に必要な野菜の栄養がたっぷり摂れるようになっています。

野菜を食べているつもりでも、実際にはあまり食べていない人が多いのでしょう。西式を実践してみて、野菜のみずみずしい味わいを初めて知ったという人もいます。

小松菜やほうれん草、白菜など、ふだんはサラダとして食べる機会の少ない野菜も、生で食べると、とてもおいしいのです。

当医院では、栄養素の吸収をよくするために、生野菜をすりつぶして患者さんに出していますが、健康な人は、そのままでもよく噛んで食べれば問題はありません。

補足しておきますと、「1日30品目」という提案は、10年ほど前に「食生活指針」からはずされました。品目数にこだわるだけでは、バランスのいい食事は実現しなかったということでしょう。

◆引き算するだけで健康になる

「発酵食品が放射能から身を守ってくれる」「トマトのリコピンが身体のサビを防ぐ」「バナナやヨーグルトが腸にいい」などなど、私たちの身のまわりには、つねにさまざまな健康情報が飛び交っています。

それがひとたびブームになると、話題の食材はスーパーやコンビニエンスストアの店頭から忽然《こつぜん》と消え、入手困難の状態がつづいたりします。

それほど多くの人が、健康になりたいと切実に願っているあかしですが、ここにこそ、現代人の多くが健康になれない大きな原因があります。

それは、健康になるために「何を食べればいいか」と、つねに情報を探している点です。

健康にはなりたいが、そのために負担をともなう努力をつづけるのはイヤで、バナナでもトマトでも、何かを食べることで解決できれば、それに越したことはないということでしょう。

日々の3回の食事で、すでにカロリーオーバーしているのに、さらに、まだ何かをプラスしようとする。たしかに、バナナもトマトも、またそれ以外の食材も、単独で見れば栄養価もあってすぐれた食べ物ですが、問題は、それらをいま食べているものに、上乗せして食べようとする点です。

体にいいとされるものを次々と取り入れていたら、〝食べなければならないもの〟が増えすぎて、かえって体に悪かった――こんな皮肉な結末になりかねません。

また、健康に関する情報を鵜呑みにするのも危険です。たとえば、日本における近年のワインブームに注目してみましょう。

ワイン愛好家の中には、「赤ワインのポリフェノールが動脈硬化を防ぐ」と信じて愛飲する人もいるようです。

そもそも、なぜこのようなことがいわれるようになったかというと、ヨーロッパ諸国の人々やアメリカ人などと比較して、フランス人の心筋梗塞発症率は少ないという事実がありました。

その理由として、フランス人はワインを多く飲むから、それで、ワインに多く含まれるポリフェノールがいいのではないか、ということが浮上したわけです。

そして、いつの間にか「ポリフェノールが動脈硬化を防ぐ」が定説のようになりました。

たしかに、心筋梗塞だけにフォーカスすると、このような傾向があることは否定しません。しかし、そのいっぽうで、フランス人にはアルコール依存症や肝臓疾患が多いことを無視するわけにはいかないようにも思うのですが……。

「健康のために何かしよう」という気持ちに水を差すような表現になってしまいましたが、私がここで本当に伝えたいことは、あれもこれもと欲張って食べるのではなく、何か新しい食習慣を取り入れようとするときには、必ずそれと同種の栄養素を「引き算」してほしい――この点を強調しておきたいと思います。

現代人は、「足し算」は上手なのですが、この引き算が下手なために、いい健康法に気づいても、結局、カロリーオーバーしてしまいます。引き算さえうまくできれば、自分の体に合う方法を求めて、いろいろと試してみるのは悪いことではないでしょう。

◆マルチビタミン剤は有効か？

引き算をする上での注意点もあげておくと、それは、狭い視点で引き算をしないでほしいということです。

よく、「この食べ物には、健康によくない物質が入っているから食べないようにしている」という声を聞きます。

アレルギー体質の人はアレルゲンとなる大豆、卵、牛乳などの摂取には注意しなければなりませんし、薬を服用中の人も、薬と食物の相性は無視できませんが、それ以外の場合はあまり神経質になりすぎないこと。

些細なことに気を取られて、大事な栄養素をとり逃してしまうことのないようにしたいものです。

当医院では、玄米食を徹底していて、入院中の患者さんはもちろん、外来の方にも玄米をすすめています。米に限らず、どんな食べ物でも、精製したり加工したりしないほうが、豊富な栄養素を過不足なく摂れるという考え方によるものです。

玄米の状態で食べれば、糖だけでなく、タンパク質やビタミン、ミネラルなどが同時に摂取できるのを知りながら、多くの人は栄養素をそぎ落としてしまった白米を主食としている。これは、もったいない話です。

尿酸値が高めという人は、「玄米には尿酸値を上げる原因となるプリン体が多いから」との理由で玄米を敬遠します。

知識の豊富な人ほど、このような傾向にありますが、玄米やその他の食品に含まれるプリン体をシャットアウトするより、日々摂りすぎている動物性タンパク質や塩分を減らすほうを優先すべきでしょう。

食に神経質になりすぎる人がいるいっぽう、やや乱暴な考え方の人もいます。

「現代人に不足しがちなものは、とりあえずサプリメントで補っておけば大丈夫！」というタイプで、この感覚にハマるのが、一度に複数の栄養素を補う〝マルチ〟という考え方。マルチビタミン剤は、そういう人たちにとても重宝されています。

たしかに、子どもから大人まで、どの年代においてもビタミンは不足しがちで、ことにビタミンC不足は、体の不調や病気を誘発することにもなりかねません。

そこで当医院では、ビタミンCを十分に摂取できるように、食療法として、生野菜や柿の葉茶などを取り入れています。ビタミンCには、体の自然治癒力を高める効果があるので、疾患を抱えた人の治療に有効なだけでなく、健康な人が摂取すれば、病気予防にもなります。

しかし、この効果は食事によって摂取した場合にのみ期待できることで、サプリメントで摂取するとなると話は違ってきます。

ビタミンCは非常に不安定なもので、とくに製薬会社が売り出しているような精製されたビタミン剤は体内では活用されにくく、服用しても数時間以内に排泄されてしまうのです。

また、多量に連続摂取するとシュウ酸石灰が生じて、体内に結石を作りやすくなるなどのデメリットも報告されています。

マルチビタミン剤の中には、ビタミンEも含まれていて、このビタミンEをサプリメントで摂取した場合の弊害も問題視されています。

ビタミンEの摂りすぎは、カルシウム不足を引き起こして、骨をもろくしてしまうというのです。骨粗しょう症が心配される高齢の女性にとって、これはショッキングなデータです。

そもそも、いま、自分の体に何が足りないのかを正確に判断できる人は、そうはいないはずです。それなのに、「とりあえず、何かを入れておこう」というのは、危険だとは思いませんか？

しかも、サプリメントは人工的につくられたもの。それでもマルチビタミン剤が体にいいといえるでしょうか。栄養素の過剰摂取が、体にダメージを与える場合もあるのです。

◆「朝食を抜くと糖尿病になる」という大誤解

数年前、あるテレビ番組に呼ばれて「朝食抜き健康法」について解説したことがありました。

西式健康法では、午前中を排泄主体の時間としているために朝食を摂らないこと、こうすることで宿便はたまらなくなる、そして胃腸を休めることにもなるということをお話ししました。

この番組出演は反響を呼び、後日、朝食抜きに対する反論として、ある雑誌に「朝食を抜くと糖尿病になる」という記事が掲載されました。

朝食を抜くと糖尿病になるという根拠を専門医は次のように説明しています。

――糖尿病は血糖値を下げる唯一のホルモンであるインスリンの分泌が減ったり、効き目が弱くなったりして血糖値を下げられなくなった結果、発症します。朝食抜きで重めの昼食を摂ると、血糖値は急上昇。それに応じてインスリンが大量に分泌されます。これを長期間繰り返すと、インスリンを分泌するすい臓のβ細胞が疲れ、インスリンの分泌能力が衰えてしまうのです。

この論理は間違っていません。たしかに、白米やパン、麺類など、炭水化物を一度に摂りすぎると血糖値が一気に上がって、インスリンが通常より多く必要になります。

しかし、西式健康法では朝食以外の2回の食事を、低カロリーの生野菜中心にしているので、こうしたリスクはありません。これまで朝食をとっていた人には、昼食で食べすぎてしまわないように、きちんと段階を踏んでアドバイスをしていきます。

「朝食抜き」は単なる食事制限ではなく、免疫力向上と体のバランスを整えることを目的としているので、血糖値が上がりすぎたり、糖尿病を発症したりする危険性は低いのです。

むしろ西洋医学で治らなかった糖尿病患者が西式によって改善しているのです。西洋医学で糖尿病が治せないのは、摂取カロリーを抑えることにばかり気を遣うからです。

摂取カロリーを１日１４００キロカロリーと決められている患者さんの場合、つねに「食事が物足りない」といったストレスを抱えています。

「思うように食べられない」という不満が頭を離れず、それに耐えきれずに過食に走り、その結果、合併症を発症してしまったりするのです。

食事にはある程度の満足感も必要ですから、カロリー計算のとおりにはいかないという現状があります。

その意味で、生野菜中心の食事や水分補給などによって満足感も得られる西式の朝食抜きの食療法は、糖尿病になるどころか、糖尿病の予防と治療に効果的なのです。

◆朝抜くと力が出ない……なんてことはない

「朝ごはんを食べないと脳が働かない」という大誤解についても、テレビ出演の際に説明しました。

朝食を摂らないと脳に栄養がいかないと信じ、食欲がないにもかかわらず、無理に食べ物を流し込もうとする人が多いようですが、体に悪いのでやめるべきです。

前述したように、朝の体は排泄モードなのですから、食欲がないのは当たり前のこと。これはむしろ正常なことなのです。

朝食を抜くと、脳が糖不足に陥って働かないと信じるビジネスマンや受験生もいますが、食べたものが、すぐにブドウ糖となって脳に届くわけではありません。

逆に、朝食を摂ると自律神経が乱れてしまうので、大事な仕事や試験などを控えている人は、本番に備えて、朝食抜きの習慣に変えたほうがいいくらいです。

人間の体は、朝目覚めると、交感神経を働かせる方向に動きます。1日のスタートにあたり、今日もがんばって職場や学校に向かおうとやる気になるわけです。

しかし、ここで朝食を食べてしまうと緊張がゆるんで、体を休憩モードへと誘う副交感神経が活発になってしまうのです。

食後、睡魔に襲われる経験は誰にもあると思うのですが、この眠さは、副交感神経が優位になることで起こるのです。糖分が脳のエネルギーになるからといって糖分を取りすぎると、動作が鈍くなったり、集中力が低下したりするので、注意してください。

人間の体には、朝食をとらなくても、体内の脂肪などのエネルギーを糖に変えて使用するシステムが備わっているので、仕事の能率が落ちるとか、成績が下がるのではないかといった心配は無用です。

朝食を食べなければ、脂肪を糖に変えて使うのですから、肥満予防やダイエット効果も期待できます。

1日3食から2食に慣れるまでは、脂肪を糖に変えるのに少し時間がかかるかもしれません。それでも、2食をつづけていると、体は脂肪を糖に変えて使うものだと認識しますから、変換速度も速くなっていきます。

◆朝食べると腸が汚れる

痩せ型で体力のないタイプの人は、「朝食を抜くなんてとんでもない」と思うでしょう。蓄えがないから、毎日３回食べないとエネルギー不足になってしまうと心配するからです。

そういう人は、なぜ太れないのかについて、少し考えてみましょう。

つねに胃の調子が悪くて思うように食べられなかったり、腸が弱くて便秘や下痢を繰り返したりしてはいないでしょうか。

なかには、一度に少量しか食べられないからと、日に何度も食事を摂る人がいますが、これがますます胃腸の状態を悪くします。

食べ物を頻繁に体内に送り込んだら、胃は休む間もなく働かなくてはなりませんし、腸は蠕動運動に十分な時間を与えられませんから、腸内には宿便が溜まって、環境も悪化してしまいます。

痩せすぎでエネルギー不足なのは、胃腸が十分に消化吸収できていないためで、その原因となっているのが、１日３食以上の食事かもしれないのです。

また、1回の食事の量を少なくして、食事回数を増やしたほうが太らないという情報を鵜呑みにし、少量の食事や間食などを習慣とする人がいますが、こうしたことが体に与えるストレスは、はかりしれません。

ストレスというと、人間関係の中で他者から与えられるものと思われがちですが、自らつくり出しているストレスもあって、食事や間食などで、日に何度も食べ物を口に運ぶ〝ダラダラ食い〟は、まさに自分で自分に与えているストレスです。

ものを食べたという認識によって、脳は満足しますが、これらを延々と処理しなければならない臓器には、強いストレスがかかるのです。

ときどき襲ってくる胃の痛みは、職場や家庭でのストレスからと思いがちですが、そのじつ、けじめのない食習慣のせいだったりするのです。

こうした問題を根本から解決したいなら、思い切って朝食抜きを実行してください。朝食抜きこそ、腸をきれいにするはじめの一歩です。

西式健康法では、中国の道書にある「長生きしたければ腸を清くせよ」という内容の言葉を指針の1つとしています。

腸を汚すいちばんの原因が宿便であることは前述しましたが、宿便は腸のしわやくぼみに入って、下剤を飲んでも出てくるものではありません。

また、年齢とともに腸も老化します。たるんでシワやくぼみが増え、余計に宿便がたまりやすくなります。ですから朝食抜きは、痩せて体力のない人にも、高齢者にもおすすめしたい食療法なのです。

◆「食べないと出ない」のウソ

「朝食を食べないと便が出ない」

こう信じて、朝食抜きを敬遠する人もいます。

とくに便秘気味だったりすると、朝食を食べて腸に刺激を与えないと出ないのではないかという不安があります。朝食が排便を促すと、まるで常識のようにいわれているからです。

たしかに、朝食を食べると、胃―大腸反射により、排便が促されます。しかし、何も食べ物でなくても、水を飲むことでいいのです。

空腹時には、小腸からモチリンという物質が分泌され、小腸の排泄運動をしていますが、食べ物を入れると、この排泄運動をやめてしまいます。朝食を摂らず、水を飲むほうが、排便しやすい状態になるのです。

最近では、子どもの頃から市販の便秘薬に頼る人も少なくないようですが、薬で出せばすむという問題ではありません。腸の汚れが病気の原因となる可能性もあるからです。腸の汚れによって発生する有害な物質は、血液などを汚して老化を促進させるだけでなく、脳卒中や心筋梗塞、リウマチの原因になる可能性も高いといわれています。

もしかすると便秘の原因は、欠かさずに食べている朝食にあるのかもしれない。朝食を食べることで排泄の力が弱まり、それで、長年、便秘に苦しんでいるとも考えられます。「食べないから出ない」のではなく、「食べるから出ない」。そう考えを切り替えて、朝食抜きにチャレンジしてみてはどうでしょう。

腸が老化すると、たるんで宿便がたまりやすくなります。いまは、排便がスムーズだという人でも、年をとると便秘に悩むことになるかもしれません。ですから、腸内環境を整える習慣は、若いうちに身につけておきたいものです。

また、1日3回排便があるという人でも、排便後、スッキリしない場合は、宿便がたまっている可能性があります。

ただし、朝食を抜いても、あとの2食のバランスが悪かったり、水分不足だったりすると、便秘は改善されません。西式健康法のやり方については、第3章に詳しく記述しましたので、参考にしてください。

◆命を縮めている食生活にそろそろ気づきましょう

江戸時代中期に活躍した観相学の大家・水野南北は、「食は命なり」という言葉を残しました。

人間の顔立ちや表情から性格や気質、才能などを読み取ったとされる南北は、この言葉によって、「人の運命は飲食によって変わる」ということを表わしたのでしょう。

観相学はのちに人相学へと発展し、いまでは占いのひとつとして定着しています。

「食は命なり」は、まさに、食が命をつなぐものだった時代を象徴する言葉ですが、これについては、西先生も自ら著書に次のようにつづっています。

――われわれは空腹になるから食べる。まことに結構なことである。ところが、何かの原因で空腹を感じなくなったとする。それもまた結構である。食べなければよいのである。空腹を感じるまで食べなければよいのである。ところが、「食は命なり」などという言葉があるものだから、食べなければ命は持たぬなどという考えがあるものだから、無理に食べる。そして病気を悪化させる――。

55年前に書かれた『長命の生理』の一節で、西先生は、すでに過食に警鐘を鳴らしていますが、この問題は、近年、さらに深刻化しているようで、増えつづける生活習慣病患者の数がそれを物語っています。

過食、飽食が問題視されるこの時代だからこそ、いま一度、この言葉を反芻して自分自身に、こう問いかけてみてください。

「はたして、自分は命を延ばすために食事を摂っているだろうか？　命を縮めるような過食はしていないと、自信をもって言えるだろうか？」

最近の西洋医学界にも、「健康は腸内環境に起因する」として、「腸内環境を整えるために食事の回数は少ないほどよい」とする医師が現れ始めました。

しかし、先述したように、西式健康法を支持する医師たちは、85年も前から腸に注目し、1日2回の食事で「腸環境を整える」健康法を提唱、実践してきました。西洋医学では治せなかった病気がよくなったという多くの症例もあります。

それは、難しいことではありません。「食は命なり」の基本に戻って、命を延ばすための食習慣を実践すればいいだけのことです。

過食によって腸を汚している現代人は、「コレを食べたら健康になれる」という一過性の健康ブームに翻弄されることなく、命を支えるものとして、もっと食をトータルに捉える必要があります。

健康への第一歩は、自らの食生活を振り返り、「カロリーオーバー」と「栄養の偏り」を認めることから始まると気づいてください。

◆飲み食いしたものは〝チャラ〟にはできない

昔からよく「食事は腹八分目に」といわれます。そのくらいに抑えたほうが、おなかもラクで、健康維持にも有効だと頭ではわかっていても、つい、満腹になるまで食べてしまう……。「おなかいっぱい」と感じたときには、じつは「腹十二分目」ぐらいになってしまっているのです。

24時間食事のできるチェーン店があるかと思えば、どんなに遠く離れた地方の特産物でも簡単に手に入る時代ですから、過食を抑えるのは、かなり難しいことです。

いま、わたしたちは普通に食べているつもりでも、実際は食べ過ぎていて、その結果、多くの人が年齢を重ねるに従って体重増の傾向にあり、メタボリックシンドロームなる基準も設けられました。

なかには意志の強い人もいて、一定の体重をキープする努力をつづけていますが、こういう人はごくわずかで、過食によって、なんらかの不調や疾病を発症してから、ダイエットを試みる人がほとんどのようです。

しかし、ダイエットとリバウンドを繰り返すうちに、体重をコントロールするのが面倒になり、次にはもっと簡単にカロリーを減らす方法はないかと模索し始めます。

そこで、脂肪の吸収を抑えるお茶やダイエット飲料、糖質ゼロのビール、ノンオイルドレッシングなど、消費者のニーズに応えようと、企業の商品開発が始まるわけです。

こうしたものを上手に取り入れれば、ある程度摂取カロリーを抑えることができるかもしれません。しかし、消費者側は「脂っこいものをどんなにたくさん食べてもお茶を飲めば大丈夫」とか「砂糖不使用のダイエット飲料ならいくら飲んでも太らない」「糖質ゼロのビールはメタボの味方」など、商品の効果を拡大解釈しがちです。こうした自分本位の解釈により、過食に拍車がかかってしまうケースもあります。

脂肪の吸収を抑えるお茶を飲んだからと、脂っこいものをおなかいっぱい食べてしまったり、運動をしたのだから今日ぐらいは大丈夫と、消費カロリー以上の食事をしてしまったり……。

たとえば、ダイエット清涼飲料については、アメリカでこんな研究が実施されたことがありました。ダイエット清涼飲料を飲んでいる人と、飲まない人との腹囲の推移を7年間かけて調査した結果、ダイエット清涼飲料を飲んでいる人のほうが、平均して腹囲が2センチメートルほど太くなったということでした。

ダイエット清涼飲料には、砂糖が入っていないはずですが、カロリーゼロだからといって期待どおりの結果にはならなかったようです。

「砂糖不使用」「脂肪分ゼロ」という表記があっても、油断せず、摂取量はほどほどにしておく必要があります。

必要以上に飲んだり食べたりしても太らない食材、あるいは過食した分を中和してチャラにしてくれる夢のような食べ物が登場したら、病人はグッと減ることでしょう。難病だって治ってしまうかもしれません。

しかし、残念ながら、そんな都合のいい食べ物は、いまだ開発されてはいないのです。

◆ご褒美のごちそうが内臓には大迷惑

渡辺医院の先代の院長だった父（渡辺正）は、20代から西式健康法に注目して朝食抜きの生活をしていたものですから、長男である私も、生まれたときからずっと朝食抜きの生活をつづけています。

けれども、当時から、「朝食をきちんと食べよう」ということが常識とされていましたから、ほとんどの家庭の子どもは、朝食をすませてから学校へと向かったものです。

そんななか、私の家では誰も朝食を摂りませんでした。しかし、それをふしぎにも思いませんでしたし、空腹のために授業に集中できなかったという記憶もありません。

それよりも給食のおいしさのほうが記憶に残っています。牛乳ではなく脱脂粉乳が出た時代ですから、「給食はまずかった」という人もいますが、私はおいしくいただき、ときにはおかわりまでしたと覚えています。

わが家が朝食抜きであることやその理由については、おそらく両親が担任に説明していたはずですが、小学生のときに、一度だけ朝食を食べてしまったことがありました。

たしか、林間学校で何泊かしたときのことだったと思います。団体行動が基本ですから、私だけ食事を摂らないというわけにもいきません。クラスメートと一緒に、出された朝食を食べてしまったんですね。

食べたときはべつに違和感はなかったのですが、そのままバスに乗ったら、乗り物酔いしてしまって……。これをきっかけに、「朝食はこりごり」ということになりました。

父は病院でも家庭でも、生野菜を中心に1日2食を徹底していましたし、私が子どもの頃は、気軽に外食を楽しむ時代でもありませんでしたから、たまに連れていってもらう外食は楽しみでした。

ところが、いまは違います。まわりには食に関する情報があふれていて、みんな、つねにおいしいものを探し、それを食べたがっています。安くて大盛りの店や、食べ放題レストランも人気です。

何かの〝ご褒美〟に、おいしいものを食べるのが当たり前のようになって、「成績が上がったから」「仕事がうまくいったから」「記念日だから」などといっては、いつもより過食する。

モノのない時代ならいざ知らず、いつでもどこでもバラエティに富んだものが食べられるのですから、食べ物に執着して、そんなに内臓をいじめないでくださいと言いたくなります。たまには、自分への〝ご褒美〟を食事以外で工夫してみてはどうでしょうか。

◆飢餓を知らない世代の寿命は短い?

「朝食抜き」を実践してはみたものの、おなかがすいて途中で挫折してしまったという人が、とくに若い世代に多いようです。空腹による集中力の低下が仕事に影響することを懸念して、結局は朝食を摂るようになってしまった、ということです。

また、朝食を抜くことでよけいにおなかがすいて、昼食時にドカ食いをするようになってしまった、という話もよく聞きます。

1日3食から朝食抜きに切り替えるには、それなりの準備期間が必要で、その期間のとり方が不十分だったりすると、こうした結果に終わるので注意してください。

子どもの頃から食べ物があふれていた時代に育った人ほど、空腹に弱いようです。飢餓感を知らないから、ちょっとでもおなかがすくと、不安になってしまうのかもしれません。

飢餓感といえば、最近、注目されている「サーチュイン遺伝子」をご存知でしょうか。

人間は飢餓感を味わうと、子孫を残すという使命にスイッチが入り、来るべき繁殖のときに備えて生殖力を温存しようとするそうです。このとき目覚めるのが、サーチュイン遺伝子で、これが働くと老化が遅れ、寿命が延びるようなのです。

もし、これが真実だとすれば、いつもおなかいっぱいで満たされている人は、老化が進み、寿命も短くなってしまいます。

とくに、生まれたときからファストフードに慣れ親しんでいる世代は、日本の伝統食ではなく、高脂肪のハンバーガーやフライドチキンなどで満腹感を得ていますから要注意です。

これについては、沖縄を例に考えるとわかりやすいでしょう。

かつて沖縄は日本一の長寿県として羨望を集めていました。平均寿命が男女ともに全国トップで、その秘訣は野菜や豚肉などを用いた伝統食にあり、また塩分の摂取量が少ないのも影響しているといわれていました。

それが、ある時期を境に男性の平均寿命は、トップの座を他県に譲り渡すことになります。2007年の統計（厚生労働省による）では、25位にまで落ちています。

原因の1つには、ハンバーグやステーキなど、アメリカナイズされた食生活があるといわれています。沖縄には、戦後いちはやくアメリカ様式が浸透し、それは食習慣も例外ではありませんでした。

その〝恩恵〟を受けて育った世代が高齢者となったいま、沖縄の男性の肥満率は45・2パーセントと全国1位（2012年、厚生労働省発表）で、長寿のイメージは払拭されてしまいそうです。

ある意味、これは日本の縮図といえるのではないでしょうか。本土にアメリカの食文化が浸透したのは、沖縄よりもあとのことですが、やがて、アメリカの食文化をこよなく愛する人が高齢者になるときが訪れます。

この世代の寿命は、いまよりずっと短くなる――その可能性がないとはいえません。もはや高齢化社会ではなくなった日本……。いまから年金問題を論じる必要はないかもしれないのです。

第2章

「腹七分目」が病気知らずの体をつくる

◆健康で長生きの秘訣は「腹七分目」

「腹八分目」が健康長寿の秘訣ということは以前からいわれていましたが、第1章で紹介した長生きの遺伝子・サーチュイン遺伝子がクローズアップされて以来、この基準が少し変わってきました。

サーチュイン遺伝子がもっとも活性化するには「腹七分目」の食習慣がいいということで、現在は「腹七分目」が長寿への理想形とされています。

西洋医学だけでなく、東洋医学の世界でも、満腹を感じるまで食べるのは体によくないとされ、いまや定説となっていますから、腹八分目、あるいは腹七分目に抑えるべきとする理屈には、誰もが納得されることでしょう。

しかし、この理屈を頭では受け入れても、いままで満腹になるまで食べていた人にとって、途中でストップをかけるのは至難の業《わざ》。強い決意が要求されます。

自分で食事の準備をする人なら、腹七分目くらいの量に合わせて調理することができますが、外食や市販の弁当の場合はボリュームが決まっていますから、ときには、かなりの食べ残しを出してしまうかもしれません。

食べ物がない時代に育った親は、子どもに「食べ物を粗末にするな」「お百姓さんに感謝して食べなさい」と教え込んだはずですから、そういう家庭で育った人は、食べ物を残すのには抵抗があるかもしれません。

また、食事でストレスを発散するタイプの人は、腹八分でやめようとすると、それがストレスの原因となってしまう可能性もあります。

しかし、本書で紹介する「腹七分目」は、「腹七分目」の満腹法というタイトルが示すとおり、腹七分目でも満腹感を得られる方法。これによってストレスをため込んだり、我慢の限界を超えて、無茶食いしたりしてしまうようなことにはなりません。

一般的に「腹七分目」というと、満腹のかなり手前で食事を終えることになりますが、今回提案する方法では、ある程度の満腹感が得られます。

おなかは満たされてもカロリー面では、ちゃんと「腹七分目」以下に収まる画期的な健康法。自然治癒力もアップしますし、当然、サーチュイン遺伝子にもスイッチが入るはずです。

◆「腹七分目」と「満腹」の関係

「腹七分目」の満腹法という表現には、疑問を抱く人も多いでしょう。「満腹」とは、「腹十分目」に達した状態ですから、「腹七分目」とイコールになるはずがない。

たしかに、本書の「腹七分目」と「満腹」は、みなさんが考える状態とは少し違います。高カロリーのものをおなかいっぱい食べてしまったら、健康になれるはずがないというのはわかりますよね。ですから、比較的低カロリーで体にいいもので満腹感を得るのです。

脳は満足するが、おなかにはやさしい健康法。西式健康法だからこそ実現できる特別の「腹七分目」「満腹」と理解してください。

満腹なのに、なぜ腹七分目なのか理解するには、西式健康法の特徴を知っていただく必要があるでしょう。

西式健康法の創始者である西勝造先生（１８８４～１９５９）が、当時の医療に限界を感じて、新たな治療を編み出そうと思い立ったのには理由がありました。

17歳で結核を患い、このときの医師による「20歳まで生きられないだろう」との宣告がきっかけです。

それから、西先生は医学や宗教学、栄養学、哲学など、７万数千冊もの文献にあたり、３６０以上の健康法を実践して、独自の健康法を確立。20歳で命を落とすこともなく、西式健康法を世に発表したのは１９２７年、43歳のときでした。

この健康法の特徴としてあげられるのが、「生食法」「朝食抜きの１日２食」「生水と柿の葉茶の飲用」「温冷浴と裸療法」「平床寝台と硬枕（寝台として木板を使い、枕も木製の硬いものを使用）」「自然治癒力を高める運動」「スイマグの服用（スイマグは水酸化マグネシウム・腸の蠕動運動を促進して排便をしやすくする）」などで、健康を保つ四大条件である、栄養、皮膚、四肢、精神の視点から、体のバランスを整える健康法です。

今回の満腹法にとくに深く関係するのが、「生食法」「朝食抜きの１日２食」「生水と柿の葉茶の飲用」になります。

胃を休め、腸の蠕動運動を促進する「朝食抜き」、免疫力向上のために十分なビタミンCの摂取を目的とした「生食法」と「柿の葉茶の飲用」、体全体の潤いを保って、ウィルスや菌の侵入を防ぐ「生水の飲用」など、これらの食療法をうまく組み合わせれば、低カロリーでも、満腹感を得ることができます。

たとえば、昼食と夕食については「生食法」に従って、まず生野菜から食べますから、この段階である程度の満腹感が得られます。

調理には、炭水化物やタンパク質補給のために、米、肉、魚なども用いますが、肉を使う場合でもさまざまな野菜と組み合わせますので、カロリーはかなり抑えられます。

朝食抜きについては、「空腹に耐えられるか不安」と思う人もいるでしょうが、徐々に体を慣らしていけば、やがて空腹のつらさを感じることはなくなります。

また、西式では、生水と柿の葉茶、両方合わせて2リットルの飲用を基本としていますので、これも空腹を感じさせない要因になると思います。

◆大人になったら「食べない習慣」をつけよう

人間の臓器は成長システムによって成長し、16歳くらいでほぼ完成形になるといわれています。

その後、成長システムは、筋肉を増やしたり、発達させたりしますが、それも20代くらいまで。それを過ぎれば、成長システムを有効活用する場はほとんどなくなります。

成長期には、なくてはならない成長システムですが、成熟後の体にとっては、これが、意外にも厄介な存在になってしまうので、気をつけなくてはいけません。

成熟した体における成長システムは、不都合な部分を成長させて、体にダメージを与え、病気を引き起こしたり、老化を促進する駆動力となります。

たとえば、骨を壊す破骨細胞を増殖させて骨粗しょう症を招いたり、血管の壁をつくる平滑筋細胞を血管内に増殖させて動脈硬化の原因をつくったりするのです。

では、どんなときに成長システムが悪さをするかというと、これにも過食が深く関わっています。体を維持するためのカロリー摂取にとどめておけば問題はないのですが、必要以上に食べすぎてしまうと、成長システムがマイナスの行動に出るので危険なのです。

多くの人が過食気味なのは、新社会人としてスタートを切ってからの体重増を考えれば明らかです。就職後10年ほど経過したときの体重と学生時代の体重とを比較した場合、10キロ、20キロと増えている人は少なくないでしょう。

こうした過食は、もはや不要となった成長サイクルを活性化させて、生活習慣病をはじめとする、さまざまな疾病を招いたりするのです。

聖路加国際病院理事長の日野原重明先生は、100歳を過ぎたいまも、30歳のときと同じ腹囲をキープされていると聞きます。

年齢を重ねるとともにカロリーを減らしていき、80歳を過ぎてからは、腹七、八分目をキープするために、1300キロカロリーを目安にしているそうです。

先生を見ていると、大人になったら「何を食べたら健康になるのか」を考えるのではなく、「いかに少なく食べるか」に徹する大切さを教えられます。

◆体にゴミをためない食べ方

カロリーオーバーによる弊害は、まだほかにもあります。

体内に入った食べ物は、さまざまな形に分解されて活用されるわけですが、その際、分解できないタンパク質や脂肪のカスが蓄積されます。

過食とともにカスの量は増え、たまったカスは細胞の働きを鈍くして、病気の原因になります。アルツハイマー病などの神経変性疾患は、このカスの蓄積による病気とされています。

けれども、人間の体にはこのカスを再利用するシステムが備わっています。それは成長期に成長システムとして機能していたシステムを逆利用することです。このシステムは、食べ物が豊富なときは細胞増殖を促進して成長へのスイッチが入り、体内に食べ物が不足すると、オートファジー（自食作用）と呼ばれる、細胞内に蓄積したタンパク質や脂肪をエネルギーに換えるスイッチに切り替わる仕組みになっているためです。

この成長システムを成熟期に有効活用するには、体にとってやや足りないぐらいのエネルギー源しか入らない状態にしなければなりません。そのとき有効なのが、腹七分目の食事法なのです。

体内で起こっていることを私たちの生活にあてはめてみるとわかりやすいでしょう。

経済的余裕のあるときは、冷蔵庫の残り物など気にせずに、次々と食材を買い込み、そのため冷蔵庫の中は食材で満たされます。鮮度の落ちた野菜については、まだ食べられるにもかかわらず、捨ててしまったりもします。ところが、給料日前や予想外の出費後など、経済的に苦しいときは、こういうわけにはいきません。

新たに食材を買い求めるのではなく、冷蔵庫に残ったものを活用しようとします。しおれてしまった野菜でも、捨てることなく調理法を工夫して食べることでしょう。

これと同じことが体内でも起こっているわけです。

西式健康法では朝食抜きのほか、断食療法なども取り入れていて、そこで私は、よく次のようなたとえをします。朝食抜きは、あまりゴミをためないようにすることで、断食は、大掃除をすることです——と。暮らしのゴミは目に見えますから簡単に処理できますが、体内にたまったゴミには気づきにくいもの。予防策として、日頃から朝食抜きの腹七分目生活を心がけるようにしましょう。

◆朝食抜きと昼食抜きでは大違い

腹七分目の満腹法では、朝食を抜いて1日2食にすることが絶対条件です。

1日2食であれば、抜くのは朝食でなくても構わないかというと、そういうわけにはいきません。

まず、私たちの生活パターンから考えて、夕食を摂らないのは難しいでしょう。いちばんストレスがたまりやすいのが、夕食抜きだと思います。

夕食を抜くとなると、人とのつき合いができにくくなりますし、第一、夜食べるのは古代から受け継がれてきた食習慣ですから、いまさら変えるには無理があります。

私たちの祖先は、昼間は獲物を探し、手に入れた獲物を夜に食べるという暮らしを、狩猟時代からずっとつづけてきたのです。

そうなると、抜くのは朝食か昼食ということになりますが、そもそも、朝食抜きがいいとする根拠は、10時間以上胃腸を休めることと、午前中に活発化する蠕動運動を優先させるためですから、昼食を抜いても意味がありません。

これについては、「各種食事者の尿中の毒素の割合」の図（61ページ）を参考にしてください。

「朝食なし」「昼食なし」「1日3食」「1日1食」という異なる4パターンの食事をした

場合、どの食事パターンが、いちばん腎臓の機能が活性化するかを調べたものです。

尿中の毒素が多いほど、腎臓のろ過機能が働いているということで、腎臓にとってはその状態がいちばんいいということになります。

「朝食なし」の際、尿中に含まれる毒素の割合を100とすると、それを下回るのが「1日3食」の75と「昼食なし」の65。上回るのが、「1日1食」の127となります。

昼食を抜くより、朝食を抜いたほうが、腎臓が活性化することを証明するデータです。

朝食を食べる時間はなんとか捻出するものの、忙しさから昼食を抜くことが多いという人は、結構多いのではないでしょうか。

「昼食なし」は「1日3食」より悪く、最低の結果を示しています。

◆おなかの「グーッ」は健康の音

腹七分目生活を実践すると、おなかが「グーッ」と鳴る機会が増えるかもしれません。

若い人の中には、これが恥ずかしくて食事が抜けないという人もいるでしょうが、この音

各種食事者の
尿中の毒素の割合

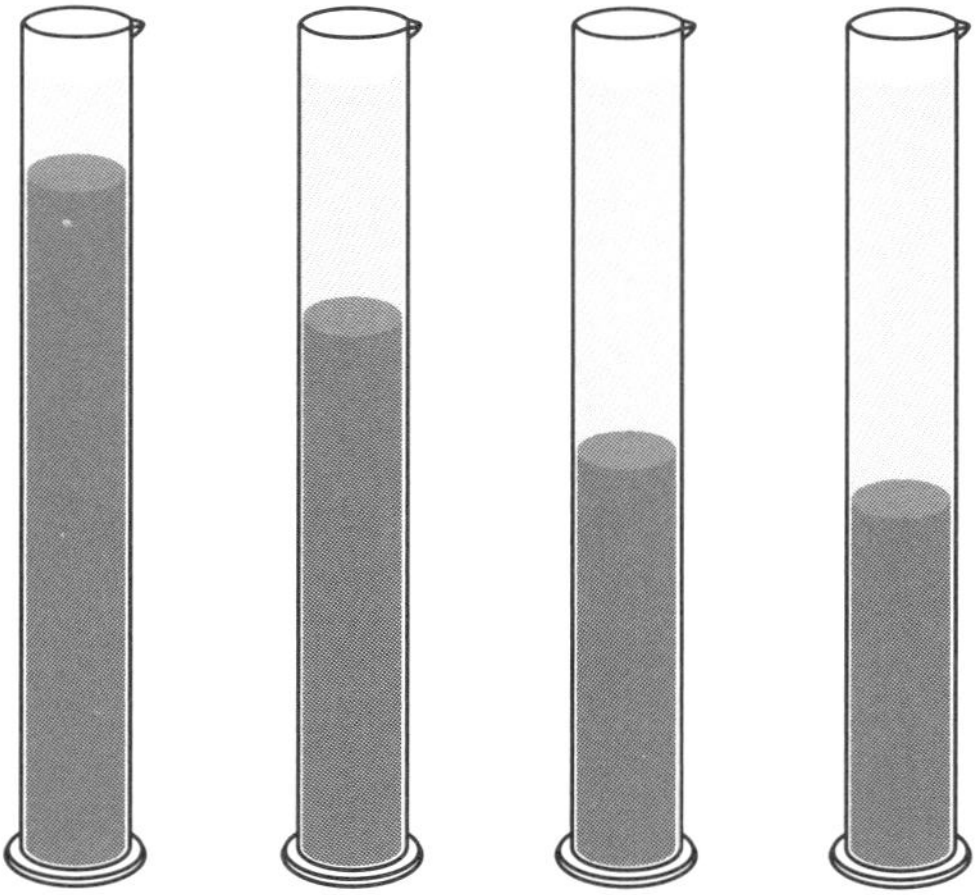

※朝食なし時の毒素量を100とした場合

は、腸の活動のあかしですから、恥ずかしがる必要はありません。

空腹時には、小腸からモチリンという消化管ホルモンが分泌され、蠕動運動など胃腸の働きを活発にすることは第1章で説明しました。

おなかが鳴るのは、小腸の排泄運動が盛んになっている合図で、この合図があれば宿便もたまりにくいといえます。

便秘解消には、モチリンの分泌による小腸の排泄運動が不可欠ですから、便秘で悩んでいる人は、食後2時間以降、次の食事までの時間、しっかり食べないことが重要です。

ただし、このときの食事についても、留意点はいくつかあります。詳しくは第3章に解説しましたが、バランスは大切にしてください。

朝食抜きで、きれいにそうじしたところへ、脂肪と糖質の塊のような食べ物を流し込んでしまったら、せっかくの努力が無駄になってしまいます。

たとえば、栄養素の偏った丼物のようなものは避けたいものです。昼食に、牛丼やカツ丼などをかきこむビジネスマンの姿を見かけますが、もう少し体をいたわってほしいと思います。

バランスの悪さという面では、寿司なども同じです。

酢飯に生魚というと、体にいいイメージを抱く人もいると思いますし、海外で「sushi」はヘルシーな食べ物として認知されているようです。

しかし、おもな栄養素が炭水化物と動物性タンパク質という点では、カツ丼と大差ありません。カツ丼よりカロリーは低いでしょうが、塩分は多くなります。

外食ではとくにビタミンやミネラルが不足するので、進んで生野菜を食べるように心がけてください。丼物にはサラダをつけ、寿司屋では刺身のツマまで食べる。ランチメニューとしてサラダ付きの寿司を出す店もあるようですから、意識すれば、外食でもバランスをとることはそれほど難しくないはずです。

◆くだものでも間食はいけません

「午前中のくだものは金、昼から3時までは銀、午後6時までは鉄、6時以降は鉛」というのは、イギリスの諺《ことわざ》とされています。

この一節である「午前中のくだものは金」は日本でも浸透していて、朝食にくだものを食べる人は多いようです。

くだものには、果糖、ブドウ糖、ショ糖など糖分が多いため、エネルギー源として午前中に摂取するのがいいということでしょうが、西式健康法では朝食を摂りません。

1日2食に慣れるまでの一時的な対策として、「朝食や間食にくだものを食べるのはどうか?」という質問を受けるのですが、これについては、あまりすすめられません。

間食をすると、1日3食摂るのと同じことになってしまい、胃腸への負担も大きくなります。

朝食については、いままでの朝食代わりにくだものを食べて、徐々に朝食抜きに移行していくというのはひとつの方法ではあると思います。ですが、それよりもこれまでの朝食の量を減らすほうが、「確実に量を減らしている」という目安になるのでいいでしょう。

西式健康法には、たっぷりの生野菜でビタミンCを摂取する「生食法」がありますが、これに用いる野菜は、葉菜《ようさい》と根菜《こんさい》(アクの強くないもの)に限定し、トマトやきゅうり、ピーマンなどの実《み》野菜は使いません。

実野菜をつけあわせとして用いることはありますが、実野菜は糖分を多量に含むものが多いので、くだものとして分類しています。

食欲のないときや風邪気味のときなど、くだものを口にする人は多いと思います。「くだものだったら食べられるのでは」とか「とりあえずくだもので栄養補給をしておこう」という考えからでしょうが、風邪や体調不良の原因が、意外にも過食である場合が多いのを知っていますか?

こういうときは、水分補給をしっかりして、なるべく食べないこと。胃腸を十分に休めることで、自然治癒力が高まるからです。

腹七分目生活をつづけると、ウィルスや菌に対して強くなりますから、体調を崩すことが少なくなり、以前の風邪や体調不良が過食のせいだったと実感するに違いありません。

◆症状即療法

これから西式健康法にトライしようと考えている人には、西式の考え方を理解してもらう必要がありますので、その手がかりにしていただければと思います。

もっともわかりやすい例として、発熱で考えてみることにしましょう。

西洋医学では、発熱を1つの症状ととらえます。ですから、この症状を抑えたり、緩和したりするために解熱剤を用いるのです。

しかし、西式において、発熱は〝療法〟です。熱によって細菌を撲滅するために、自らの力をふりしぼって行う〝療法〟なのです。

人間の体には、このように自分で治そうという力が備わっているのですから、その力を薬で封じ込めてはいけません。

こうした自分の体が行っている〝療法〟のサポートをして、快復を早めることが、西式の目指すところです。

そのため、解熱剤などは用いません。発熱のために、体からは水分、ビタミンC、塩分などが奪われてしまいますから、その補給を十分にすることが、本当の〝治療〟なのです。

やがて細菌が死滅し、毒素が汗などで排泄されると、体はもとの健康だった状態に戻るのです。

これと同じことが、下痢や嘔吐についてもいえます。

西式では、下痢や嘔吐も、発熱同様に自然治癒力による〝療法〟と判断します。

たとえば、その原因を食中毒だとしましょう。下痢や嘔吐は、毒物を体外へ出すための〝療法〟ですから、薬によって止めたりするのは逆効果。

薬によって止めれば、毒物が体内にとどまってしまいますから、体に起こったトラブルはなかなか解決しません。それどころか、毒物がより深刻なダメージを与えるとも予測されます。

ですから、西式の〝治療〟は、この場合も同じで、〝療法〟のサポートに徹します。嘔吐により胃液が失われ、下痢がつづくと体内の水分が失われて衰弱してしまいますから、そこで、塩と水、さらにビタミンCの豊富な柿の葉茶を十分に補給します。

それだけで十分。しばらくすれば、もとの健康体に戻ります。

西洋医学でいう病気の〝症状〟は、西式健康法では〝療法〟であるという、この違いを理解してもらえたでしょうか。

体に表れた症状を〝療法〟とすると、私たちの体には、手当てをする〝名医〟が備わっていることになります。これに従えば、診断を誤ることも、病気を悪化させることもないのです。

◆薬の都合で生きていませんか?

当医院での入院や治療を希望する患者さんの中には、海外から訪れる人も少なくありません。

西式健康法を紹介した書籍が海を渡って、韓国語やロシア語に翻訳されていますから、それを読んだ人は、この療法を受けてみたいと思うのでしょう。

たとえば韓国からは、こんな方が来院されました。

50代の男性で、彼は肝炎から肝がんを患っていました。

入院後は、腹七分目の食事療法のほか、温冷入浴、西式の体操などを行って、徹底的に体質改善をしました。

入院は2か月にもわたりましたが、本人の努力もあって、すっかり元気になり退院。帰国後、ソウルのかかりつけの病院で検査した結果、腫瘍が消えていたということで、来日の際、当医院にやってきて、ニコニコしながら結果報告をしてくれました。

健康を取り戻したという患者さんから、よく感謝のお手紙をいただくのですが、わざわざ来院して元気な顔を見せてくれると、こちらもうれしくなります。

このように日本だけでなく、海外からの患者さんもいらっしゃいますが、たとえ朝食抜きの健康法を実践しようとしても、すぐにはできない方もいます。

すでに他の病院で薬を処方されている場合で、それが服用前に朝食を摂らないと胃が荒れてしまうような薬であれば、いきなり朝食抜きというわけにはいきません。

こういう場合は、リンゴを2分の1個ほど、すりおろしたりして、朝食代わりに出します。

薬を飲むために朝食を摂らなければならず、それで思うように西式健康法が試せないという人は、意外に多いかもしれません。

薬がこわいのは副作用だけでなく、このように薬に〝自由〟を奪われてしまうというデメリットがあるということ。一度飲み始めると、自分の都合ではなく、薬の都合に合わせなければならないのです。

ステロイド剤などは、その最たるものといえるでしょう。

ステロイドは副腎皮質など、体内で作られるホルモンですが、ステロイド剤の服用を始めると、体はステロイドホルモンが余っていると勘違いして、分泌を抑制したり、あるいは分泌しなくなったりします。

このため、一度服用を始めると、抜くのが難しいという問題があります。

医師は患者の状態を注意深く見守りながら、徐々にステロイド剤の服用量を減らしていくのですが、それには時間を要し、長期間飲みつづけなければならないというケースがほとんどなのです。

◆病気で人生が変わってしまう前に

ビジネスマンにとって入院は、一大決心のいることです。できれば通院ですませたいと誰もが思います。

病気への不安、入院中の経済的不安はもちろんですが、同時に、将来の不安にも悩まされます。

長期間、職場を離れると、復帰後、もとのポジションで働けるかどうか心配だという声をよく聞きます。

ですから、入院中とはいえ、病室にパソコンを持ち込んで仕事をする人は珍しくありません。

パソコンや携帯電話が普及する以前、社外での仕事はいまほどスムーズにはできなかったので、仕事はあきらめて療養に専念するしかありませんでした。

ところが、現在は、どこにいてもどんな時間にも仕事ができる時代。その便利さが、病人を増やし、病気の快復を遅らせているともいえます。

ちょっと前のことを振り返ってみましょう。

交通や通信事情が、ますます進歩していくだろうと胸を躍らせていた時代は、誰もが便利になってあいた時間を余暇に回すつもりでいました。

余裕をもって仕事に臨み、たっぷりある余暇は、スポーツや旅行にあてるつもりでいたのです。

それが、どうでしょう。あいた時間も仕事をする。家に帰ったあとでもメールが気になり何度もチェックする。体を壊して入院中だというのに、ベッドの上でも仕事から目を離せない事態になってしまったのです。

しかし、患者さんの中には、当医院への入院をきっかけに、仕事を変えた人もいました。糖尿病を患う43歳の男性で、当医院を訪れたときの体重は100キログラムをはるかに超えていました。

警備会社の責任あるポジションに就く人でしたから、携帯電話にいつ連絡が入るかわからない毎日。

休みがない上に緊張の連続で、それを食べることで紛らわせるかのように食べて飲んでいたら、いつの間にか深刻な肥満となり、糖尿病を発症していたのでした。

朝食抜きや生野菜中心の腹七分目生活で体重は減り、入院から1か月もすると、血糖値は正常域になりました。

退院まであとひと息というところまで快復したとき、その人は、こう言いました。

「退院したら、仕事を変えるつもりです」

苦労して手に入れた社内での地位に未練はないようでした。

健康を取り戻せたことで、人生観が変わり、すべてをリセットしたくなったのかもしれません。

朝起きて会社に行き、夜には家に帰ってくつろぐ、そういう暮らしのできる会社への就職を望みつつ、退院していきました。

養うべき家族がいる場合、思いきった転職は、簡単にできるものではありません。

ですから、体を壊す前の早めのリセットが重要なのです。糖尿病を発症したこの男性も、もう少し早く腹七分目生活にチャレンジしていたら、入院することも、仕事を変えることも、あるいはしなくてすんだかもしれないのです。

◆「腹七分目」で糖尿病に克つ

いまから3年ほど前、アメリカ・ウィスコンシン大学を中心とする研究チームが、アカゲザルを対象とした、ある実験結果を発表しました。

アカゲザルを使って低カロリー食の効果を調べたもので、これは本書の「腹七分目が病気を防ぐ」というテーマの裏付けにもなりそうです。

研究は、成体（7〜14歳）のアカゲザル76頭を対象に行われ、制限なしに好きなだけ食べさせたサルと、摂取カロリーを30パーセントカットした（本書でいう腹七分目）サルとに分けて経過を観察し、病気の発症率や寿命などを比較しました。

この20年にもわたる研究で、低カロリー食は老化を防ぎ、寿命を延ばすという結果を得るにいたったのです。

摂取カロリーを抑えたサルとそうでないサルとでは、前者のほうがはるかに長生きで、心疾患の発症率は半分未満。糖尿病や血糖の調節異常はまったく見られなかったということでした。

腹七分目が糖尿病治療に効果的なのは人間にもいえることで、それは当医院における多くの症例からも明らかです。

当医院を訪れる患者さんに、とくに多いのが糖尿病で、それだけ発症すると完治が難しい病ということなのでしょう。

また、糖尿病は、合併症を発症するまで自覚症状がないため、改善の努力を怠り、それで進行してしまうケースが多いのです。

そんな糖尿病ですが、西式健康法を実践すると、だいたい1か月で血糖値やヘモグロビンA1cは正常になります。

西式の食事療法は、朝食抜きさえクリアできれば、あとの2食では、ある程度の満腹感が得られますから、退院後も過食に走ることなくつづけられるのがメリットです。

糖尿病治療はもちろん、糖尿病予備軍が増えつづけるいまだからこそ、予防法として取り入れてほしい健康法なのです。

西式によって、糖尿病を克服した例を、かいつまんで紹介してみることにしましょう。


【Aさんの場合（東京都・57歳・男性）】

50歳を過ぎた頃、定期健診で糖尿病予備軍と診断されたAさんでしたが、とくに自覚症状がなかったので、そのまま放置していました。

しかし、56歳になると血糖値が194㎎／dℓ（基準値＝71〜110㎎／dℓ）、ヘモグロビンA1cが9・3（基準値＝4・3〜6・5）を示し、糖尿病と診断されてしまいました。

初診から約1か月間は、自宅で西式の食事療法などを実行していたため、血糖値は126㎎／dℓに低下しましたが、当医院での本格的な治療を目的として入院しました。

入院2日目に、3日間の寒天断食（付章参照）を施行。この断食からの回復食のあとは、生野菜と朝食抜きによる腹七分目の食事療法、入浴療法などを行い、健康体操なども日課としました。

入院は1週間。退院後も、自宅で西式健康法を継続し、定期的に検査を受けていたところ、退院4か月後ぐらいから、血糖値、ヘモグロビンA1cが正常値になりました。

【Bさんの場合（千葉県・52歳・男性）】

Bさんは、44歳のときに糖尿病と診断されましたが、とくに自覚症状がなかったために放置。

それから7年たって、視力が低下したために病院で受診したところ、血糖値が２６０㎎／dℓと高く、糖尿病性網膜症との診断が下されます。レーザー治療を受けましたが、視力の改善が思わしくないため、西式を知る友人のすすめで、朝食抜きや生野菜ジュースによる食事療法などを開始。さらに、当医院への入院も希望されました。

入院しても、週4日は通勤のために外出していましたが、裸療法や温冷浴、芥子《からし》湿布（芥子による湿布は、血液の循環をよくし殺菌作用などがある）、生野菜による食事療法を欠かさず、1万歩以上の散歩も進んで実行していました。

入院18日後、血糖値が１１０㎎／dℓまで下がったので翌日退院。自宅で西式をつづけながら当医院に通院をしていたところ、視力も回復してきました。

西式健康法で、難病が改善したという例も少なくありません。

そのうちの1つ、皮膚筋炎に苦しんだ患者さんのケースを紹介しましょう。患者さんの容態がよくなることは、医師として本当にうれしいことですが、とくに難病に苦しんでいた方の快復には、格別の喜びがあります。

【Cさんの場合（秋田県・49歳・女性）】

息子さんのアトピー性皮膚炎が、当医院の治療によってよくなったことから、以前よりCさんは西式健康法に信頼と理解を示していました。

そんなある日、突然、高熱が出たCさんは、近くの開業医でインフルエンザと診断され、解熱治療を受けます。

しかし、解熱後も倦怠感や筋肉痛が解消されません。

そこで、今度は総合病院で受診したところ、筋肉に異常があると上昇する、血中のCPKという値が、1000IU／ℓ以上（正常値＝32～180IU／ℓ）を示していました。

病名は皮膚筋炎と呼ばれるもので、症状としては、筋肉が痛んだり、疲れやすくなったりします。

また、筋力の低下により、体に力が入らなくなったり、物が飲み込みにくくなったりもしますから、日常生活に支障をきたして、さまざまな場面で介助が必要となるのです。現在のところ原因は不明で、10万人に６人の難病といわれています。

Ｃさんは医師のすすめるステロイド治療を拒否し、当医院への入院を希望。このとき、ＣＰＫは、３５６０ＩＵ／ℓまで上昇していました。

診察時に横になったり、起きたりするだけでも痛みが伴い、微熱もありました。しかし、西式健康法に取り組むことで、７日後には微熱もとれ、ゆっくり散歩できるまでに快復しました。

その後、痛みや倦怠感などは、一進一退を繰り返しましたが、入院から40日後には、ＣＰＫが入院時の半分の１９０５ＩＵ／ℓまで低下し、痛みなどもやわらいできたため、それから10日後には退院となりました。

退院後も地道に健康法をつづけ、５か月後の検査では、あれほど高かったＣＰＫが、なんと正常値になったのです。

発症から10年経過したいまも、Ｃさんは年に一度、検査に来られますが、相変わらず異常は認められません。

その結果をうれしく受け止めて、お孫さんたちの世話に忙しい、ハリのある日々を送っているとのことです。

◆がんやうつ病に立ち向かう

近年、急増するがんについても、数々の改善例があります。

おもながん治療と呼ばれているものには、外科的手術、放射線療法、抗がん剤使用の化学療法の3つがありますが、手術や化学療法を終えたからといって、決して気を抜くことはできません。

再発や転移をいかに防ぐかは、患者さんにとって深刻な問題であり、本来のがん治療は、ここがポイントだと思います。

この手助けをするのが医師の仕事であり、それは西式健康法だからできることだと自負しています。

治療の日々を経て、がんから元気になった方の例も、紹介しておきましょう。

【Dさんの場合（香川県・71歳・男性）】

Dさんは、20年ほど前に胆石症で胆のう摘出手術を受けたものの、その後はお元気で、定年後は、旅行などを楽しんでいたそうです。

けれども、定年から10年ほどして、ある日、旅行から戻ると、急にものが二重に見えるようになってしまいました。横になると赤い斑点などが見え、病院で受診すると脳腫瘍でした。

担当の医師からは、「腫瘍が視神経を圧迫して、ものが二重に見えるのです」と説明を受けました。

摘出手術をすすめられ、腫瘍を完全に摘出できない場合は、放射線治療を併用。また、血流障害の可能性がある場合は、血管のバイパス手術も必要と説明されたそうです。

Dさんの場合は、以前から奥様が西式健康法を実践されていて、奥様は入院して断食教室なども体験ずみでした。

奥様のすすめもあったのでしょう、Dさんは手術ではなく、当医院での治療を望まれました。

そこで、まず自宅で西式健康法を実践。脂っこい食事なども見直して、入院されるときには、4キログラムの減量に成功し、体重は62キログラムになっていました。

入院後は、朝食抜き、裸療法1日5回以上、温冷浴、芥子湿布、健康体操などをつづけ、体調が整ったところで、2回の寒天断食を体験されました。

入院から1か月半ほどして、まだものは二重に見えるものの、その範囲が狭まったというので頭部MRIをとりましたが、腫瘍の大きさは4・2×3・0センチメートルで、まだそれほどの良化は認められませんでした。

それでも自覚症状は軽減されたため、西式健康法を自宅で継続することになり、5日間の寒天断食を終えて退院。約70日間の入院生活でした。

Dさんは退院してからも、裸療法や温冷浴、西式健康法の体操などをつづけ、退院から10か月後に届いた手紙には、腫瘍が少し小さくなったことと、何より、ものが二重に見えなくなった喜びがつづられていました。

最近では、日常生活にまったく不自由しなくなったとのことでした。

今後も、あせらずに健康法をつづけていくとの決意も記されていました。

がんに関してはもう１つ、再発を克服された方の例をあげておきましょう。

【Eさんの場合（東京都・61歳・女性）】

50歳で乳がんと診断されたEさんは、右胸筋温存乳房切除術（大胸筋と小胸筋を残して、乳房全体を切除する方法）を受け、その後はホルモン剤の内服をつづけ、経過は順調でした。

しかし、手術から5年後、55歳のときに、右肺と頸部《けいぶ》リンパ節に転移が見つかりました。かかりつけの医師からは治療のための入院をすすめられますが、それを拒否して、当医院に来院。入院を決めました。

このとき、Eさんには、高血圧、胃炎、脂質異常症の症状もあり、５種類の薬を内服していましたので、内服をつづけたままの入院となりました。

西式健康法にもとづく治療を行うと、入院から２週間ほどで、体重は３キログラム減って、胃のあたりの重苦しさもなくなったとのこと。さらに、血圧も１２０～１４０／70～

80代に安定。そこで退院して、西式健康法をつづけることを希望されました。

約束どおり、退院後も、毎日2回の生食を欠かさず、裸療法5回、温冷浴なども行っていたということです。

その結果、翌年には肺に転移した腫瘍が消えたので、西式健康法をしばらく中断していたところ、約1年後、今度は肺の別の部位に転移が認められました。

そこで、西式健康法を再開したEさん。1年たったある日、転移として認められた腫瘍は消えていました。

Eさんは、検査を受けた病院からCT検査の画像を貸し出してもらい、当医院までそれを見せにきてくれました。

これからも元気で、西式健康法をつづけていってほしいと思います。

厚生労働省は、2011年、がん、脳卒中、急性心筋梗塞、糖尿病の四大疾病に、新たに精神疾患を加え、五大疾患とする方針を発表しました。

背景には、高齢化に伴う認知症患者の増加や、働き盛り世代のうつ病の増加があり、厚生労働省でもこの事態に重点的な対策が必要としています。

西式は、うつ病などにも効果をあげていますので、その症例も紹介しましょう。


【Ｆさんの場合（北海道・51歳・女性）】

平成20年にうつ病と診断されたＦさんは、抗不安薬や向精神薬など、５種類の薬を内服していました。

１年ほど内服をつづけていましたが、「眠れずに、だるくてやる気が出ない」「人と話すのがつらい」「気分が沈みがち」といった症状が改善されずに、来院しました。

食欲がなく、便秘傾向にありましたが、入院から４日目、少し明るくなってきて、午後には排便もありました。

しかし、１週間後には眠れなくなり、気分も不安定となります。夜、当直職員と話すことで、ようやく落ち着いたとの報告を受けました。

それでも入院から２週間もすると、医院付近を散歩できるまでになり、本人から断食療法を希望されたので、諸検査の結果、３日間の寒天断食を行うことにしました。

断食初日はだるかったものの、2日目からは頭がスッキリしてきて、終了時には体重が2キログラム減り、体が軽くなったとのこと。断食翌日から外出もされていました。断食以降は、薬の服用も必要なくなり、これからは自宅で健康法をつづけるとのことで、入院から1か月後、退院となりました。

退院後も元気に暮らしている様子で、こんな内容の手紙をいただきました。

「入院中は、何度もくじけそうになりましたが、そのたびに、皆様に背中を押していただきました。

いまは、裸療法、温冷浴、生食をつづけ、体調に合わせて歩いてもいます。戸外に出る心地よさ、生きる喜びを感じ、素晴らしいと思っています。ご縁があったからこそ、そして、薬をやめることができたからこそ、いまがあるのだと思います。

本当にありがとうございます」

Fさんのように、一度の入院でよくなられる方もいますが、なかには入退院を繰り返し、ようやく元気になる方もいます。

【Gさん場合（長野県・30歳・女性）】

Gさんが当医院で受診したのは、平成22年2月のことでした。3月に入院し、1日2食、西式体操、温冷浴、芥子湿布などを行いましたが、初日の夜は入院生活が不安で泣き出し、気力も出ないようでした。

しかし、入院して5日目には外出できるようになったので、一応退院しましたが、退院後は気持ちが落ち込んだり、イライラがつづいたりして、再び入院となってしまいます。

入院中は気持ちも落ち着いて、よく眠れるのですが、退院すると家族に言われたことでイライラしたり、落ち込んだりするようでした。

ご家族もGさんのためにいろいろと努力されたのでしょう。家族旅行などにも行かれたようですが、旅先で便秘傾向になると、気持ちが落ち着かず不眠になり、やめていた睡眠剤なども飲むようになってしまいます。

自宅で生食や、温冷浴などをつづけていたようですが、あまり効果は得られないようでした。その後も、入院と退院を繰り返して、結局、Gさんが自信をもって退院をしたのは、最初の入院から5回目の、7月のことです。

この頃には睡眠剤をやめて、散歩にも出かけられるようになりました。職場復帰への自信もついて、心療内科でカウンセリングを受けると、過労にさえ注意すれば、職場復帰は大丈夫だともいわれました。

退院後も裸療法、温冷浴、生食などをつづけ、今度はしっかりとその効果を実感していることと思います。

Gさんからいただいた手紙に、こんなことが書いてありました。

「8月に職場復帰し、最初はまわりが気になって、昼はパンを1つ食べるのがやっとでした。でも、いまは食堂でごはんが食べられるようになりました」

暑い夏も、温冷浴で元気に乗切ることができたとのこと。

これから、さらに元気になるだろうと確信させてくれる手紙に胸をなでおろしました。

第3章
今日から始める「腹七分目生活」

◆「腹七分目生活」とは

「腹七分目生活」を始めたいが、何を基準に七分目としたらいいかわからないという人もいるでしょう。

体の不調や疾病、とくに生活習慣病に、過食が関係するといわれつづけていますから、食事の量を減らすべきだとわかっていても、「減らす加減がわからない」「何を減らしたらいいのか」など、いろいろと疑問が出てきそうです。

「腹七分目」については、ここで明確にしておく必要がありそうです。

本書でいう「腹七分目にする」というのは、おなかで感じる満足感の度合いを七分目に抑えるというのではありません。

おなかの満足度ではなく、カロリーから考えて、現在、摂取しているカロリーを30パーセントつまり3割減らして、7割にする。これで「腹七分目」になるという考え方です。

カロリーという言葉が出たところで、厚生労働省が定める基準値を紹介しておきましょう。

エネルギーの食事摂取基準：推定エネルギー必要量（kcal／日）[1]

性　別	男　性			女　性		
身体活動レベル	Ⅰ	Ⅱ	Ⅲ	Ⅰ	Ⅱ	Ⅲ
0～5（月）	－	550	－	－	500	－
6～8（月）	－	650	－	－	600	－
9～11（月）	－	700	－	－	650	－
1～2（歳）	－	1,000	－	－	900	－
3～5（歳）	－	1,300	－	－	1,250	－
6～7（歳）	1,350	1,550	1,700	1,250	1,450	1,650
8～9（歳）	1,600	1,800	2,050	1,500	1,700	1,900
10～11（歳）	1,950	2,250	2,500	1,750	2,000	2,250
12～14（歳）	2,200	2,500	2,750	2,000	2,250	2,550
15～17（歳）	2,450	2,750	3,100	2,000	2,250	2,500
18～29（歳）	2,250	2,650	3,000	1,700	1,950	2,250
30～49（歳）	2,300	2,650	3,050	1,750	2,000	2,300
50～69（歳）	2,100	2,450	2,800	1,650	1,950	2,200
70以上（歳）[2]	1,850	2,200	2,500	1,450	1,700	2,000
妊婦（付加量）初期				+50	+50	+50
中期				+250	+250	+250
末期				+450	+450	+450
授乳量（付加量）				+350	+350	+350

1　成人では、推定エネルギー必要量＝基礎代謝量（kcal/日）×身体活動レベルとして算定した。18～69歳では、身体活動レベルはそれぞれⅠ＝1.50、Ⅱ＝1.75、Ⅲ＝2.00としたが、70歳以上では、それぞれⅠ＝1.45、Ⅱ＝1.70、Ⅲ＝1.95とした。

2　主として、70～75歳ならびに自由な生活を営んでいる対象者に基づく報告から算定した。

身体活動レベルについて
Ⅰ＝生活の大部分が座位で、静的な活動が中心の場合。

Ⅱ＝座位中心の仕事だが、職場内での移動や立位での作業・接客等、あるいは通勤・買物・家事、軽いスポーツ等のいずれかを含む場合。

Ⅲ＝移動や立位の多い仕事への従事者。あるいはスポーツなど余暇における活発な運動習慣をもっている場合。

70歳以上はⅠ・Ⅱ・Ⅲともに、69歳までよりもやや静的な活動を想定する。

（厚生労働省資料より）

1日に必要なカロリーは、仕事の内容や体型などによって異なるため、数値で表現するのは難しいのですが、「私だったら、だいたいこのくらいかな」という感じで参考にしてみてください。

ただし、この表は、カロリーに関する予備知識として掲載しているだけで、「これだけ摂りましょう」とか、「これだけに抑えましょう」という目標ではないので、誤解しないようにお願いします。

数字にとらわれなくても、西式健康法による「腹七分目生活」なら、自然と摂取カロリーはダウンし、おそらく、基準の30パーセント減よりも、もっと低い数字に抑えられるはずです。

これまで人の何倍も食べていたという人は、30パーセント減にしても、まだ相当のカロリーを摂取することになるかもしれません。

でも、このへんは、あまり気にしないで、まず、「現在、摂取しているカロリーから30パーセント減らす」——ここから始めていきましょう。

とにかく、いまより少しでも減らすことをつづければ、太っている人は痩せて適正体重になっていきますから、それにともない、摂取カロリーも自然に減っていきます。

◆思わず笑みがこぼれるお通じ

「腹七分目生活」をかんたんに身につけたいという人のために、「必ず30パーセント減になる」方法をお知らせしておきます。

じつは、それが、西式健康法に欠かせない食習慣の1つ、「朝食抜き」なのです。

たとえば、1日3食のウエイトを3：3：4で食べている人の場合、朝食を抜くだけで、ほぼ30パーセントのカロリーダウンになりますから、あとは、昼食と夕食のバランスを整えるだけです。

そして、朝食抜きのほかに、必ず成功するコツがもう1つ。それは、昼食と夕食の際、生野菜サラダや生野菜のジュースなど、生野菜をふんだんに使った料理をメニューに取り入れ、それを先に食べることです。

生野菜を最初に食べると食物繊維が胃を占有しますから、ごはんやおかずをそれほど食べなくても満腹感は得られます。

朝食を抜いた分と、生野菜中心でごはんやおかずが減った分を合わせると、カロリー的には30パーセント以上のカットとなるはずです。体重を減らしたい人にとっては、無理なくできるダイエットになるわけです。

カロリーカットと聞くと、ダイエットに失敗した経験のある人は、「低カロリーの食事はつづかない」と最初からあきらめてしまう人がいるかもしれませんね。低カロリー＝少量の食事というイメージが定着しているからです。

しかし、西式健康法の場合、つねに空腹を我慢するようなストレスはありませんから、心配は無用です。

生野菜を最初に食べるメリットはほかにもあって、それは血糖値が徐々に上昇するということ。血糖値のゆるやかな上昇と低カロリーの食事は、糖尿病や糖尿病予備軍の方にも、ぜひ実践してほしいものです。

ただし、朝食抜きは単なるカロリーカットの手段だけではありません。朝食を抜くのは、胃腸を効率よく働かせて、自己免疫力を高めるため。このことは、1、2章で十分に説明したつもりです。

それからもう1ついっておきたいことがあります。西式では、毎日2リットルの水分補給を基本としていますが、これも空腹を感じなくてもすむ理由です。

人は水分不足から血液がドロドロになったり、また粘膜などが乾燥してインフルエンザなどに感染しやすくなったりしますから、それを予防するためには、毎日2リットルの水分補給が欠かせません。

「朝食抜き」「生野菜中心」「2リットルの水分補給」――この3つのポイントは、それぞれに目的をもちながら、さらにカロリーダウンにも一役買ってくれているというわけなのです。

ここまで読んだだけでも、リフレッシュした自分の体をイメージできたという人もいるのではないでしょうか。実際、この方法を始めて1週間ほどで、体が軽く感じるとか、排泄後のスッキリ感が段違いによくなったという人もいます。

ハツラツと健康に生きるための腹七分目生活、さっそく今日から始めましょう。

◆無意識の間食をやめよう

朝食抜きを実践する前に、まず、チェックしてほしいことがあります。それは、自分が1日に何食食べているかを知ることです。

「そんなの3食に決まっている」

ほとんどの人はこう言うでしょう。ところが、4食、あるいは6食というケースが少なくないのです。

たとえば、ビジネスマンの場合、朝食を食べてから会社に向かい、お昼休みには昼食を摂ります。

午後の仕事が始まってしばらくは集中しますが、ちょっと疲れてきたところでティータイム。このときに間食をすることも少なくないのではないでしょうか。

そして仕事が終わると、同僚などとアルコールで乾杯。アルコールを飲みながら、それなりに料理を食べたにもかかわらず、帰宅して仕事の資料をチェックしていたら、小腹がすいたので軽いものをつまんだ……。

こういう食事のパターンは、それほど珍しくありませんが、これを1日3食とはいいません。ティータイムのお菓子とか、夜食など、ほんの少量食べたものでも、1食とカウントしますから、トータル5食になります。

なぜ、間食までカウントするかというと、食事も間食も、同じように内臓を働かせるからです。

朝、昼、晩に食べるのが食事で、それ以外は間食――こんなふうに思い込んでいますが、夕食だろうが間食だろうが、体内にものが入ってくれば、内臓は同じように消化吸収活動を行わなければなりません。

ですから、腹七分目生活は、まず、この間食を抜くことから始めるべきです。

また、日に複数回、砂糖入りのコーヒーを飲むという人は、この砂糖をやめるとか、それが無理なら、砂糖なしで飲めるものに変えるとか、工夫をする必要があります。

砂糖を摂りすぎると、腸内の善玉菌が減るといわれています。また、摂取した砂糖はカルシウムと結びつくので、多量のカルシウムが消費されてしまうという問題点もあるのです。

西式健康法では、体重1キログラムに対する砂糖の許容量を年齢別に決めています。

たとえば、年齢が30歳で体重が60キログラムの人は、60×0・5＝30で、1日の摂取量の目安は30グラム。大さじ1杯の砂糖の重さが、だいたい9グラムですから、コーヒーにスプーン山盛り1杯の砂糖を入れたら、それだけで1日の許容量とされる砂糖の約1／3を摂取することになります。

●年齢別・1日の砂糖の許容量（体重1キログラムあたり）

年齢	砂糖の量
生後6か月まで	0・1グラム
7か月～1歳	0・2グラム
2～10歳	0・3グラム
11～20歳	0・4グラム
21歳以上	0・5グラム

◆朝食を半分に減らすところから始めましょう

間食を抜いたら、いよいよ朝食抜きを実践してみましょう。

ただし、昨日まで朝食を食べていた人が、「さあ、今日から抜くぞ！」といって、いきなりうまくいくものではありません。

まず、朝食の量を半分に減らしてみることです。半分に減らす期間は、約2週間が目安。2週間ほどしてそれに慣れたら、次は、そのまた半分というふうにして、だいたい1か月ほどで少量の朝食に慣れます。ここまでくれば、朝食を抜いても、それほどつらくないでしょう。

前述したように、私の場合は、父親が西式健康法を行う医師でしたから、私は生まれたときから朝食抜きの1日2食生活。1日3食の習慣はもともとなかったので、朝食を抜くつらさは体験していません。

しかし、父は違いました。成人してから朝食を抜く苦労を経て、1日2食に切り替えたのです。そこで、参考までに父の体験談を紐解きつつ、西式健康法との出会いについても紹介することにします。

渡辺医院の初代院長・渡辺正は、1923年、山梨県に生まれました。理想を抱いて医師として生きることを決めた父は、北海道大学医学部へ進学します。

しかし、やがて、現代医療は対処療法に終始するのみで、病気の根本を見ていないことに気づいてしまうのです。

1945年、秋、敗戦による混乱のさなか、これからの医療においてたしかな指標を得たいと悩んでいた父は、以前から尊敬し、指導者と仰ぐある人物を訪ねました。

その人との語らいのなか、〝医学の天才〟として登場したのが西式健康法の生みの親、西勝造先生だったと聞いています。

朝食を摂らない1日2食主義、生野菜食など、西先生の主張は父の心を捉え、そして翌1946年、西先生の講演を聞く機会に恵まれた父は、西式への理解を深めるとともに、西洋医学の限界を確信することとなりました。

さっそく朝食抜きと生野菜食など、西式健康法を試してみたそうです。まだ20代でしたし、苫小牧市立病院の内科医長として、毎日激務をこなしながらの挑戦でしたから、大変だったと思います。

最初の１週間は、朝食として味噌汁やスープを飲みましたが、翌週からは水のみ。急激な食生活の変化に、始めた当初は、かなりの空腹感があったそうです。

しかし、３週間もするとそれにも慣れ、以前より体が軽く感じられるようになりました。

父の場合は、とくに肥満でも、病気というわけでもありませんでしたが、むくみがとれてスッキリ。食事も以前よりおいしく感じられるようになりました。

私が感心するのは、このとき父が自らの体で実験していたのは、１日２食だけではなく、「人間は生野菜だけでも健康でいられるか」という完全生野菜主義についても試していた点です。

当時から栄養学はカロリーを指標としていて、「カロリー不足は不調や病気の原因である」と捉える傾向にありました。

しかし、父は本当にそれが正しいのか、カロリーが不足した場合、人間の体はどうなるのか、身をもって体験しなれば、西式健康法の素晴らしさを人に伝えていくことはできないと考えたのだろうと思います。

45日間、1日1125グラムの生野菜だけで過ごそうと決め、さらに、温冷浴と裸療法なども実践しました。そして、45日後……。

さすがに、かなりやせたものの、仕事は1日も休まず、これまで経験したことのないほどの心身の軽やかさ、爽快さを味わったといいます。

これは極端な実験で、長期間、野菜だけの摂取では栄養不足になってしまう可能性もありますから、人にすすめることはできません。

ただ、人は1日2食、しかも生野菜だけでも健康に生きられるということを実証。体や健康のことを、カロリーだけで論じる必要がないことも確認できたのです。

この体験から、11年後の1957年、父は、西式健康法に基づく治療を行うために、東京に渡辺医院を開業しました。

◆野菜ジュースやおかゆで臨機応変に

朝食の量を半分にし、2週間かけて体を慣らしていくと提案しましたが、ここであげた

「2週間」とは1つの目安ですから、人によってはもっと早く切り替えても大丈夫かもしれませんし、あるいは2週間しても、空腹感に慣れないという人もいると思います。こういう場合は、こちらの提案を気にすることなく、自分のペースで期間を決めてください。

また、2分の1から4分の1へと食事の量を減らす場合、満足感を得たいという場合には、ごはんをおかゆにして、カサ増しするのも1つの方法です。

さらに4分の1から、朝食抜きへと切り替える場合、「ちょっと無理だな」と感じるようなら、コップ1杯程度の野菜ジュースなどを飲んでもかまいません。

西式健康法を実践する医師の中には、完全に朝食を抜くまでに1年ぐらいかけたほうが失敗しないとアドバイスする人もいます。間食を抜き、夜食を抜き、次に朝食の量を徐々に減らしていって、朝食抜きへ。これに1年ぐらいかけるということです。

たしかに、それもいいでしょうが、本書のような書籍に関心を示す方は、体になんらかの不調や疾病に対する悩みなどを抱えている人が少なくないと思われますので、自分の体を治療するという感覚で、もう少しスピードアップすることをおすすめします。

「体の不調をなんとかしたいが、食事の時間が一般の人と大幅に違っていて、朝食抜きをどのように実行したらいいですか？」といった質問を受けることがあります。24時間体制で働く現代人にありがちな悩みです。

夜勤や早朝勤務などによる時間的ズレがあっても、べつに問題はありません。午前10時半以降に1回目の食事を、午後9時以前に2回目の食事を摂ればベストです。できなければ、なるべくそれに近い時間を選択します。そして、食べる回数は増やさず、寝る直前にしか食べられない人は少なめにすべきです。

朝食抜きの目的は、腎臓や小腸の排泄運動を促進させることにありますから、目覚めてから5、6時間、食事を摂らないようにしましょう。

また、「子どもが朝食を抜いても大丈夫なのか」という質問も受けます。

これについては、私自身が体験してきたことですから、「大丈夫」と胸を張って言えます。私の健康状態は、子どもの頃から、そしていまも良好ですし、朝食抜きを経験している子どもは、ほかにも大勢います。

子どもは成長分のエネルギーを必要としていますから、肥満でない限り、食べる量はあまり制限せず、食事のときには生野菜を必ず食べる習慣にしてほしいものです。食べる回数は朝抜きの２回がベストですが、無理強いはせず、本人がその気になったら始めてください。

ただし、小さいうちは、日によって体調の変化が大きいので、午前10時前は絶対に何も与えないということではなく、柔軟に対応するようにしてほしいと思います。

子どもの朝食抜きについては、「自分の家だけ朝食がないことに不満を抱くのでは……」との質問もありますが、幼い頃から朝食抜きを習慣化すると、それがあたり前になって、学校に上がってからも、別段、不満を言うようなことはないようです。

ただし、子供の場合、学校で色々言われたりして、朝食を抜くことが困難なこともあると思います。そのときは、量を少なくして軽く朝食を出すなど、臨機応変に対応してください。

体にいい食習慣は、子どもの頃に身につけるのがいちばんです。これからお母さんやお父さんになる人たちには、とくに早く、西式の食習慣の良さを実感してもらい、次世代へ伝えていってほしいものです。

◆生野菜で天然のビタミンCを補給

朝食抜きを習慣とするには、それに慣れるまでの時間が必要ですが、西式健康法には、いますぐにでも実行できることがあって、それが生野菜を中心に食べる、「生食法」です。

熱に弱くて不安定という性質上、摂取が難しいとされるビタミンCを十分に摂取するのが、この「生食法」の目的です。

西式健康法では、ビタミンCの豊富な生野菜を、ジュースにしたり、すりつぶしたりして、昼食時と夕食時の1日2回、摂取することを基本としています。

野菜に含まれるビタミン類や食物繊維などの栄養素は植物の細胞内にあるため、細胞をつぶさないと、吸収されずに体を素通りしてしまいます。

そこで、ジューサーやミキサー、おろし金やすり鉢などを使って、ジュースやドロドロ状態にして吸収しやすくするのです。もちろん、野菜を適当な大きさに切り、サラダにして食べてもかまいませんが、その場合は、十分に噛むようにしてください。

●生食法のためのレシピ（1人、1食分）

【材料例】

☆根菜類

人参　中1／5（40グラム）

大根　少々（5～7ミリメートル幅の半月切をひときれ、約20グラム）

☆葉菜類

キャベツ　2枚（約30グラム）

白菜　大1／3枚（約20グラム）

小松菜　7～8枚（約20グラム）

ほうれん草7～8枚（約20グラム）

☆植物性オイル　小さじ5分の1程度

＊新鮮な3種類以上の葉菜物［キャベツ・白菜・小松菜・ほうれん草など］と2種類以上の根菜［人参・大根・カブなど］の両方を用い、葉菜物と根菜類をできれば半々の割合にします。野菜の種類や割合は、好みに合わせて調理してもかまいません。

＊根菜類のうち、ごぼうやレンコンなどのアクの強いものや、なす、きゅうり、トマト、カボチャなどの実《み》野菜は避けます。西式健康法では、糖分が多いなどの理由から、実野菜はくだものの仲間と考えます。

＊植物性オイルは、野菜のビタミンや栄養分の吸収を高めます。

【作り方】

☆すりつぶす場合

① 葉菜類を細かく刻みます。
② ①をすり鉢でドロドロになるまですりつぶします
③ 人参や大根などの根菜類は、おろし金でおろします。

④　②③と植物オイルをまぜあわせます。

＊ジューサーなどを用いてジュースにする場合は、野菜カスなども一緒に食べるようにします。ミキサーやフードプロセッサーを使って細かくしてもかまいませんが、野菜の成分破壊を抑える低回転のジュースマシンも販売されていますので、いろいろ試して、好みにあった生食法を工夫してみましょう。

＊ジュースにしたり、すりつぶしたりした野菜は、酸化が早いので、30分以内に食べるようにしましょう。

◆コンビニのサラダや外食に頼ってもOK

時間に追われるビジネスマンの場合、休日以外の食事は、すべてコンビニ弁当や外食ですませるという人もいるでしょうから、当然、野菜をすりつぶしたり、ジュースにして飲む時間の余裕はないはずです。

そういう場合は、市販の野菜ジュース、惣菜店やコンビニエンスストアなどで販売されている野菜サラダ、レストランのサラダメニューなどを活用してください。大量にかけたりしなければ、ドレッシングなども使ってかまいません

たとえば、昼食をおにぎりやインスタント味噌汁で簡単にすませているという人は、これに野菜サラダや野菜ジュースをプラスします。

朝食を抜いているのですから、野菜サラダなどをつけくわえて満足感を得ておかないと、間食をしてしまうことにもなりかねません。

野菜をサラダで食べる場合は、口の中で野菜をすりつぶすような感じで、十分に噛んで食べましょう。よく噛んでゆっくり食べると満腹中枢が刺激され、いっそうの満足感が得られます。

過食しがちな人は、すりつぶしたものをささっと食べてしまうよりも、サラダの状態でよく噛んだほうが満腹になっていいかもしれません。

食べる順番ですが、まずサラダを食べ、それから味噌汁やおにぎりなどを食べるようにしてください。サラダを最初にすると、それでおなかが満足しますから、ごはんをそれほ

ど食べなくても満腹になります。

外食の場合も、はじめに野菜サラダを平らげてから、ごはんやおかずを食べるようにします。

そして、満腹感を得たら、それでストップすること。ごはんや肉などは残すようにするか、残すことに抵抗のある人は、最初から少なめに盛りつけてもらうなどの工夫をしましょう。

市販のサラダでは、キャベツやレタスぐらいの葉菜しか入っていないので、長期間食べると、飽きてしまうこともあります。

弁当を持参する感覚で、ときには、野菜サラダを用意して職場に向かうのも１つの方法です。切った野菜はラップして、職場の冷蔵庫に入れておけば、昼食や夕食くらいまでは、シャキっとしたままの状態です。

朝食を抜いた分、20〜30分ぐらいの時間のゆとりができるはずですから、通勤前のその時間を活用して、オリジナリティに富んだおいしいサラダ作りにチャレンジしてみてもいいでしょう。

ドレッシングなども市販のものでは飽きてしまいますから、自家製ドレッシング作りに、ぜひ挑戦してみてください。

◆「生&丸ごと」が基本

西式健康法では、食材の精製や加工を避け、できるだけ生の状態で食べることを基本としています。ですから、米は精米することなく、玄米でいただきます。そのほうが栄養価が高いことは先述しました。

野菜についても、生で食べられるものは、生で食べるのがベストです。

「生きているものは、生きたもので養われる」が生物界の原則といわれるとおり、食べ物を加熱して食べるのは人間だけ。加熱調理は、豊かな食生活を送る上で欠かせないことではありますが、野菜については、できるだけ「生」にこだわりたいと考えます。

というのも、野菜を加熱すると、ビタミンCをはじめとする栄養素が失われてしまう場合があるからなのです。

栄養士や料理研究家などの中には、生野菜より温野菜をすすめる人も少なくありません。「生野菜より温野菜のほうが多量に食べられる」「生野菜は体を冷やすから」などの理由をあげているようで、いつの間にか、「生野菜より温野菜のほうが体にいい」と解釈する人が増えてしまいました。

これでは、野菜に含まれている大切な栄養素を、みすみす捨ててしまっているようなものです。野菜の栄養素を台無しにしておいて、吸収できるかどうもわからないようなサプリメントを飲んでいる――なんとも、ばかばかしい話だと思いませんか。

もちろん、生で食べられる野菜は加熱してもおいしいので、調理して食べてもかまいません。当医院では、入院中の患者さんに、生野菜をドロドロにしたものを〝生野菜ポタージュ〟として出すほか、過熱調理した野菜も提供しています。

加熱調理した野菜を食べてはいけないということではなく、温野菜のほうがいいという間違った知識を払拭したいというのが、私の思いです。

「生野菜のほうが、栄養価が高い」と知っているのと、「温野菜で食べるのがいちばんいい」と思い込んで暮らすのとでは、調理をする上でも、食べ物を選択する上でも、大きな差が出てしまうのはわかりますね。それが体にも大きく影響するのです。

野菜については、残留農薬を気にする人もいるでしょうし、最近では、放射能汚染も無視できない問題です。産地だけでなく、生産者の理念や生産過程など知ったうえで野菜を選べれば理想的ですが、そうもいきません。

けれども、十分に水洗いをすれば問題はないので、神経質になりすぎないように。それよりも野菜不足のほうが心配されます。

また、魚料理については、先述したとおり、「丸ごと食べる」という点にも、こだわりたいものです。

マグロやサケなど、大形の魚の場合は「丸ごと」というわけにはいきませんが、イワシやアジ、サンマなら可能です。

魚は部位により、タンパク質、ビタミン、ミネラル、カルシウムなど、含まれる栄養素が異なりますから、丸ごと食べると、より多くの栄養素が摂れるのです。

◆昔ながらの家庭料理はやはりあなどれない

「腹七分目生活」というと、「何か特別なことをしなくてはならないのでは」と思う人もいるでしょうが、生野菜や生魚など、素材そのままの味を楽しむという点では、とてもシンプルな健康法といえます。

調理についても、面倒なルールはなく、昔から親しまれてきた方法で料理するだけです。煮物、和え物、蒸し物、焼き物など、おばあちゃんやお母さんなどがつくってくれた懐かしい味、おふくろの味とでもいいましょうか、そういう料理が体にはいいのです。

当医院でも、みなさんが慣れ親しんできた料理を中心に、家庭の味を楽しんでもらっています。

一応、入院食の献立作成ルールをあげておきましょう。また当医院の実際の献立表も参考にしてみてください。

☆5種類以上の生野菜をドロドロにした生野菜ポタージュを必ずコップ1杯つけます。

☆主食は、玄米か、分つき米（精白米と玄米の中間）にします。

木	金	土	日
煮物	**さばのみそ煮**	**中華風冷や奴**	**そぼろ煮**
がんもどき にんじん さやえんどう しいたけ こんにゃく	さば しょうが みそ	豆腐 ごま ハム トマト 長ねぎ	なす かぼちゃ いんげん 鶏のひき肉
ぬた	**おから**	**炒めもの**	**納豆**
わかめ ゆでだこ わけぎ	おから　いか ごぼう にんじん しらたき 長ねぎ	にんにくの芽 牛肉	納豆 めかぶ
みそ汁	**吸い物**	**中華スープ**	**きのこ汁**
きくらげ 長ねぎ	とろろ昆布 かんぴょう	わかめ 長ねぎ	まいたけ えのきたけ しめじ　長ねぎ
カレー	**和風オムレツ**	**さばのみそ煮**	**さけのフライ**
なす セロリ にんじん ピーマン さやいんげん トマト	しめじ 卵 えのきたけ 生しいたけ	さば しょうが みそ	生さけ キャベツ トマト レモン
ヨーグルトサラダ	**切り昆布**	**もずく酢**	**煮付け**
パプリカ きゅうり トマト りんご ヨーグルト	切り昆布 にんじん 糸こんにゃく 油揚げ	もずく きゅうり	いんげん 車麩
果物	**みそ汁**	**吸い物**	**みそ汁**
キウイフルーツ	にら	冬瓜	大根 油揚げ

渡辺医院の週間献立例

	月	火	水
昼食	**あんかけ豆腐**	**焼き魚**	**ぶりの照り焼き**
	豆腐　にんじん 干ししいたけ 長ねぎ さやえんどう ゆでたけのこ	あじの干物 大根おろし	ぶり しょうが
	切り干しなます	**白あえ**	**おから**
	切り干し大根 にんじん 切り昆布 れんこん	豆腐 にんじん しいたけ こんにゃく 絹さや	おから にんじん 干ししいたけ 桜えび　長ねぎ さやえんどう
	みそ汁	**みそ汁**	**みそ汁**
主食はご飯１杯。生野菜ポタージュコップ１杯がつく。	かんぴょう 長ねぎ	みょうが なす	さつま芋 玉ねぎ
夕食	**白身魚のホイル焼き**	**煮込みハンバーグ**	**八宝菜**
	生だら えのきたけ しめじ レモン	合いびき肉 玉ねぎ 生パン粉　卵 ブロッコリー にんじん スイートコーン	白菜 しいたけ 豚肉　たけのこ チンゲン菜 にんじん いか
	塩炒め	**コールスロー**	**納豆あえ**
	いか えび アスパラガス	キャベツ きゅうり にんじん 玉ねぎ	納豆 かまぼこ 大根おろし きゅうり のり
	みそ汁	**みそ汁**	**みそ汁**
主食はご飯１杯。生野菜ポタージュコップ１杯がつく。	ほうれんそう 麩	わかめ 長ねぎ	なす オクラ

☆ごはんの分量は大きめの茶碗1杯とします。
☆おかずのバランスは、野菜30パーセント、肉や魚30パーセント、海藻類30パーセント、くだもの10パーセント。
☆おかずの味つけは、市販の惣菜などに比べて、やや薄味に。

たったこれだけのルールですから、一般家庭でも簡単に実践できるのではないでしょうか。患者さんたちが退院後も健康をキープできるのは、西式健康法の食事療法がシンプルで、家庭でもつづけられるからなのです。

入院は、これまでの生活で生じた〝ゆがみ〟や〝ズレ〟を矯正するためのもの。それさえもと通りになれば、体はわが身を守るための自己免疫力を十分に発揮するのです。

この〝ゆがみ〟や〝ズレ〟は小さければ小さいほど、もとに戻すのも簡単です。「腹七分目生活」で、今日からでも改善に努めてください。

◆１日にどれだけの水分が失われるか知っていますか？

私たちの体からは、毎日、２・５リットルの水分が排出されるといわれています。スポーツで汗をかいたり、激しい労働をしたり、乾燥した住空間で長時間過ごした場合には、それ以上の水分が失われると思って間違いありません。

２・５リットルのうち、だいたい０・５リットルは食物で摂取できますが、残りの２リットルに関しては、飲む以外に方法はありません。

最近では、水分補給を重視する傾向にありますから、ミネラルウォーターのペットボトルを手にしたり、バッグに携帯用のマグボトルを入れていたりする人をよく見かけます。

しかし、それでもまだ、現代人は〝水分不足〟の傾向にあります。

人間の体にはどのくらいの水分があるかというと、成人で約65パーセント、高齢者で約60パーセント、乳幼児の場合は90パーセントとされます。

水分は人間の体になくてはならないもので、体全体に栄養素を運んだり、老廃物を体外に出したり、体温調節にもかかわっています。

よく、水分が不足すると血液がドロドロになるといわれますが、血液の成分は80パーセントが水分ですから、たしかに水分不足は血液をドロドロ状態にして、ときには命を危険にさらしたりします。仕事中に脳梗塞で倒れるのも、水分不足が関係しているのです。

水分は、排泄や呼吸、汗によって体外に出ていくだけでなく、デスクワークをしているときも、休憩中に雑談をしているときでさえ、毛穴から蒸発していきます。

人間の体には60兆個以上の細胞があるといわれていますが、それらの細胞は活動すると熱を発します。ものを考えたり、人と話をしたり、パソコンのキーボードを打ったり――こうした活動によって細胞から熱が生じると、体温を一定に保とうとして、毛穴からは、熱とともに水分が蒸発する仕組みになっています。

仕事に集中して、長時間、水分を補給しないでいると、いつの間にか血液がドロドロ状態になり、仕事中に倒れるという事態にもなりかねません。

理想的な水分補給の方法は、10分に一度、口の中を潤す程度に飲むのがいいのですが、仕事をもっている人にとって、これを実行するのは難しいと思われます。

ですから、デスクの上や手の届く場所に、水の入ったボトルを置いておき、30分に1回でも、1時間に1回でも、とにかく時間のあるときや気づいたときに、少しずつ飲むようにしてください。

また、水分を十分に摂って粘膜を潤しておくと、ウィルスの侵入を阻止することにもなるといわれています。

インフルエンザの流行する冬は、汗をかかないという理由から、水分補給を忘れがちになりますし、また室内外ともに乾燥しがちです。これでは、インフルエンザウィルスが蔓延したときに、ひとたまりもありません。

水分補給については、1年を通して、心がけるようにしましょう。

ふだん、あまり水分を摂らない人は、「2リットルも飲むのは無理」と思うかもしれません。しかし、実際に水分は失われているのですから、体はそれを求めているはずです。「腹七分目生活」を始めてしばらくは、「もう少し食べたいなぁ」と思うことがあるかもしれません。そんなときは、いままで飲まなかった水をたっぷりと飲んで、体全体を潤してください。

◆水と柿の葉茶で毎日2リットル補給

水については、水道水、浄水器を通したもの、市販のミネラルウォーターなど、煮沸していない「生水」であれば、なんでもかまいません。

よく、水道水を沸かして湯冷ましで飲む人がいますが、沸騰すると、生水に含まれるカルシウムやミネラルが失われてしまいますから、湯冷ましを水としてカウントすることはできません。ミネラルウォーターも、なるべく成分の調整などが行われていないナチュラルミネラルウォーターのほうがいいでしょう。

また、「夏はビールを飲むから、そんなに水を飲まなくても大丈夫」などと、無茶なことを言う人もいますが、アルコールには利尿作用があるので、アルコールを飲んだぶん、余計に水分を補給する必要があります。

さらに水には、アルコールの毒素を緩和する効果もあるので、アルコールを飲んだときにこそ、ふだんより多量の水を飲むべきなのです。

目安としては、ビールの場合は、飲んだビールの2倍、日本酒は3倍、ウィスキーは30

倍の水を、18時間以内に飲むことです。

ですから、晩にアルコールを摂取した日の翌朝は、朝食抜きのつらさを云々している暇はありません。ジョッキ2杯のビールを飲んだ人はジョッキ4杯の水を、日本酒を2合飲んだとしたら6合分の水を飲まないと、アルコールの害が解消されないのですから、それだけでおなかがいっぱいになってしまいます。

西式健康法では、できるだけ無理なく水分補給ができるように、1日2リットルの水分補給を、水1リットルと柿の葉茶1リットルで行うようにしています。

「水を2リットルも飲めない」という人でも、温かいお茶を合わせることで、抵抗なく2リットル、飲むことができます。

また、柿の葉茶にはビタミンCが含まれていますから、水分とともにビタミンCの補給ができ、「生食法」によるビタミンCの摂取を強化してくれます。

柿の葉は日本全国に発育しているので、柿の葉が手に入ったら、お茶作りを楽しんでみるのもいいでしょう。

もちろん、柿の葉茶は商品として販売されていて、通販やネットショッピングなどで簡単に購入できます。当医院では、西勝造先生の指導のもとに作られ、その製法を守りつづけている生化学研究所の「柿茶」や西式サービスの「柿の葉茶」を使っていますので、興味のある人はインターネットなどで検索してみてください。

患者さんに柿の葉茶をすすめると、「緑茶や烏龍茶を飲んでもいいですか？」という質問を受けます。

烏龍茶には、脂肪の吸収を抑え、脂肪分解を促進する働きがあるといわれていますが、カフェインが含まれているため、水代わりとして飲むのはおすすめできません。

カフェインには興奮作用や利尿作用があり、また多量に飲むと胃の粘膜に悪影響を及ぼすとの説もあります。同じく緑茶にもカフェインが含まれているので、こちらも水代わりに1リットル飲むには不向きです。

柿の葉茶には、緑茶の約4倍のビタミンCが含まれており、またノンカフェインで粘膜を傷つけることもありません。「腹七分目生活」を始めるこの機会に、試してみてはどうでしょう。

第４章
空腹感を乗り越えるちょっとしたコツ

◆完璧でなくてもいいから、つづけることが大切

「おなかがすいてたまらないので、朝食代わりに食べても大丈夫なものはありませんか？」

朝食抜きによる空腹を訴えて、こんなふうに質問をする人には、几帳面なタイプが多いようです。

最初はやる気満々だったのですが、途中で朝食抜きがつらくなり、一度でも間食をしてしまうと、「つづけられないのでは」と自信をなくしてしまうケースです。

いままで何年、何十年と「朝ごはんは必ず食べるもの」という暮らしをしてきた人にとって、「やっぱり朝食を抜くのは無理なのでは……」と思う時期があっても不思議ではありません。三度の食事を規則正しく摂っていた人ほど、朝食抜きには苦労するようです。

几帳面タイプへの私のアドバイスはこうです。

「朝食の代わりに野菜ジュースを飲む期間を、もう少し延ばしたらどうでしょう。西式において朝食抜きは絶対条件ではありますが、〝今日、挫折したから、もうつづけられない〟ということだけはないように。完璧でなくても、とにかく、つづけることが大切です」

やるんだったらキチンと実行したいという気持ちは大切ですが、だからといって、できない自分にイラ立って、あきらめたりしないでほしいのです。

第3章の「生食法」紹介に関連して、私が市販の野菜サラダに頼ってもOKとしたのは、そういう思いからです。生食レシピにもあるように、本来の生食法では、根菜類と葉菜類、合わせて5種類以上の野菜を使用。それをすりおろして食べるのがベストです。

しかし、1日の大半を仕事に追われて過ごす現代人に、それを求めるのは無理なこと。だからといって何もせずにいたら、ビタミン不足で体調を崩すことにもなりかねませんし、あるいは、すでに体調不良に悩む人は、それを解消できないまま憂鬱な毎日を過ごすことになるかもしれません。

たとえベストの状態で生食法が実行できないとしても、市販のサラダを食べれば、野菜不足の解消につながりますし、これをきっかけに、生野菜を積極的に摂るようになるはずです。ビタミン剤に頼るより、市販の野菜サラダを食べるほうが、ずっと効果的であることにも気づくことでしょう。

朝食抜きにしても同じです。最初から完璧にやろうと思わないで。おなかがすいて仕方のないこともあると思いますが、そういうときは、胃腸の活動に負担をかけない程度に、ときには野菜ジュースやノンカフェインのお茶などを飲むようにしたらいいと思います。ただし、野菜ジュースでも、飲んだり・飲まなかったりが頻回では体のリズムを損ないます。

◆つらくなったら初心を思い出して

空腹のしのぎ方を質問する人というのは、健康に対してまだ〝余裕〟のある人であるともいえます。入院中の患者さんの場合は、病気を治そうと必死ですから、このような訴えをされる方はいません。

「なんとか、病気を治して元気になりたい」という、この一点に集中して、毎日の療法や運動に努めているので、食事に気をとられている暇はないのです。

「もう、つづけられないかも」との思いに悩まされたら、なぜ、西式健康法をやろうと決めたのか、もう一度、そのときのことを思い出して、目的を明確にする必要があります。

「血糖値を正常値まで下げたい」「肥満解消のダイエット」「便秘を改善したい」など、思い立ったのには理由があったはずです。

目的をはっきりさせると、体の変化にも敏感になってきます。

たとえば、便秘に悩む人でも、「朝食抜き」と「生食法」をつづけ、きちんと水分補給をしていると、次第に便通がよくなり、宿便も出てきます。宿便は黒っぽい便なので、「いつもとなんか違うぞ」というのがわかると思います。

また「生食法」をつづけていると、肌つやがよくなり、くすみも取れて、唇の荒れなども気にならなくなっていくでしょう。毎日、鏡に映った自分の顔を見ながら、そうした変化を発見すると、気分もよくなってくるに違いありません。

健康診断の数値を改善したいという目的の場合は、結果が数字で出ますから、それを励みに努力するのも良案だと思います。

どのように体調をチェックしたらいいか、１つの例としてＨさんの場合を紹介します。

Ｈさんは、西式健康法を知って、「朝食抜き」を始め、体験をレポートにまとめました。始める前の自分の体調や生活習慣、始めてからの変化、１年後の体調などが整理されています。

Hさんは1年間の体験をまとめていますが、1か月、3か月、6か月単位で記録していくと、数値や体調の変化が、よりはっきりするでしょう。

●体験期間

2006年12月13日〜約1年間

●体験前の状態

身長165センチメートル／体重57キログラム／年齢64歳／男

☆睡眠　起床：午前7時／就寝：午後11時

☆食事　3食　朝食はしっかり摂り、昼は麺類、夕食の主食は米で、少量の飲酒あり。

☆体調　1975年に、心臓付近に違和感を覚え、虚血性心疾患と診断される。過激な運動や飲酒によっても、同様の違和感を覚える。

2006年の心電図検査では、年齢相応の動脈硬化は見られるが、とくに異常はないといわれる。

☆気になる症状　冷え性（とくに冬期）／頭痛（気温25度以下で）／耳鳴り／水虫（爪水虫もあり）／手指第1関節の痛み・むくみあり

●体験中の食事内容

☆朝食　最初の頃は水1杯だったが、その後、水のほかにコップ1杯の牛乳を飲むことも。

☆昼食　野菜、パン、ヨーグルトかチーズ、シリアル、煮干など。

☆夕食　以前と変わらず、おかずは週に魚3、牛肉2、豚肉1、鶏肉1で、毎日変わる。野菜は旬のものを中心に。ときどき、少量のビールを飲む。

●体験中の経過

☆朝食をやめて、最初3、4日は空腹感が強く、1、2週間は体に力が入らないような感じだったが、1か月ほどすると空腹感にも慣れ、体重も2キログラムほど減少。体が軽くなって動きやすくなる。

☆最初に口にする野菜がとてもおいしく感じられ、これまでこの味を知らなかったことをとても残念に思う。昼食は野菜と食パン1枚で満腹になるが、「朝食を食べていない」との意識が働くと昨夜の残り物や、お菓子などを食べたくなる。したがって、昼食の食べすぎには注意が必要。

☆排便は大変良好になってきて、同時に排便後も爽快感が得られる。

☆快食、快便に加えて、快働、快眠。

●体験結果

☆体が軽くなり、朝からどのような活動もできるようになった。

☆気になっていた心臓の違和感がなくなった。

☆指の痛みが気にならない程度に軽くなり、むくみもやや改善された。

☆水だけで、朝の排便が促されるようになった。

☆体重は3キログラム減少したところで落ち着いた。

☆耳鳴りと水虫については、改善されていない。

●今後に向けて

西式健康法の朝食抜きについては、その効果が実感できたので、これからもつづけていこうと思う。その際の課題は、生野菜や生水の摂取を増やすこと。さらに、西式の温冷浴や裸療法なども試してみるつもりだ。

◆海藻やこんにゃくをたっぷり食べよう

Ｈさんの例で、ちょっと気になったのは、「どうしても昼食を食べすぎてしまう」という点です。ご自身でも気づいていて、「昼食の食べすぎには注意」としていますが、朝食を抜いたことを意識しすぎると、食欲に拍車がかかってしまうようです。

Ｈさんのように、とくに持病もなく食欲がある人は、満腹でも食べようとすれば食べられるので、つい過食してしまうのです。

「朝食を食べていない」から「朝食は悪習慣だからやめる」に切り替える――くらいの意識改革が必要かもしれません。

たとえば、夕食を9時に食べ終わり、朝食を抜くと、次の食事（昼食）は、15時間ぶりということになります。

これまで1日3食が習慣だった人にとっては、毎日、半日断食をしているようなものですから、慣れるまではおなかがすくのもわかります。

午前中にいつもより体を動かそうものなら、モーレツにおなかがすいて、そういう場合は、昼食の時間を早めるのもひとつの手です。昼食の時間を自由にとれるのであれば、午前10時半以降の好きな時間に食べてみてはどうでしょう。

西式健康法の中には断食もあり、その場合の回復食（断食後の食事）が大切なように、朝食を抜いたあとの昼食は大切です。断食後の場合は、いきなりいつもどおりに食べると胃腸に負担をかけるので、量は3分の2で、消化のいいおかゆなどにします。

朝食抜きの場合は、いつもの食事でかまいませんが、それ以上は食べないようにすることが大切です。どうしても食べすぎてしまうようなら、食べても体に負担にならないものを選ぶこと。生野菜、煮野菜、海藻、キノコ、こんにゃくなどは、余分に食べてもいい食材ですから、これらを使った料理で満足感を得ましょう。

当医院の献立の1つ、「筑前煮」などは、おすすめのメニューです。レンコン、人参、ごぼう、里芋などの野菜と鶏肉、椎茸やこんにゃくなども入りますから、栄養バランスもいいし、椎茸やこんにゃくは、わずかなカロリーしかないので、満腹まで食べても問題ありません。

いっぽう、穀類や肉、魚など、摂りすぎに注意すべきものもありますので、これについては、オーバーしないようにしましょう。

【食べる量を増やしてもいいもの】
生野菜（ただし、きゅうり、トマト、カボチャなどの実野菜以外）・煮野菜・海藻・キノコ・こんにゃく・しらたき

【食べる量を増やしてはいけないもの】
穀類（米、パン、麺類など）・肉・魚・大豆食品（豆腐、豆乳、納豆など）・芋類・くだもの・清涼飲料水・アルコール類

※肉や魚などの動物性タンパク質と大豆食品などの植物性タンパク質の1日の摂取量の目安は、2つあわせて、体重1キログラムあたり1グラムとする。たとえば、体重60キログラムの人は、1日に60グラムが目安。

◆2回の食事の量を多めにしてみる

「おなかがすくので、ごはんを大盛りにしていただくことはできないでしょうか？」

入院されている患者さんから、こんな相談をうけることがあります。

入院患者さんの起床は午前5時で、就寝は午後9時。食事は午前11時30分と午後5時30分の2回で、それ以外の時間は、さまざまな運動や療法に、みなさん忙しくしています。

元気になってくると、活動範囲が広がり、運動量も増えてくるのでおなかがすくのだと思います。

たとえば「裸療法」は、皮膚呼吸を活発にして体内に酸素を取り入れるための療法ですが、1回行うのに30分ほどかかります。1日5回が基本ですから、それだけで150分。もちろん、やるべき療法はほかにもまだまだあります。

体が思うように動かせない患者さん以外、みなさん、毎日体を動かしていて、一般の病院に入院するのとは、かなりイメージが違うと思います。

散歩ができる患者さんは、戸外にも出かけます。当医院のある東中野から新宿までは歩いて約30分。天気のいい日など、ブラブラと歩くには、ちょうどいい距離なのです。

こんな感じの入院生活ですから、食事の量が足りずに、「おなかがすく」ということもあって当然。患者さんの体重や数値などをチェックして、ごはんの量を増やすかどうかを検討します。

体重が減ってきているようなら、少し増やして様子を見ます。ごはんを増やしても支障がないようなら、その量で落ち着くというわけです。

「空腹に耐えられない」という人の中には、朝食を抜いているのが原因というより、この患者さんのように、２回の食事の量が足りていないのかもしれません。

体重の変動はありませんか？　２食に切り替えて、右肩下がりで体重が減りつづける人は、運動量に対して食事の量が少なすぎるのかもしれません。生野菜から食べると満足感を感じるのが早いために、ごはんやおかずの量が以前より減ることもあります。

ですから、生野菜の量を検討して、ごはんかおかず、どちらかを少し増やしてみてはどうでしょうか。空腹に耐えられないと、つい間食をしてしまいます。そうなる前に、二度の食事の量を検討してください。

◆水分をちゃんと摂っていますか？

西式では、体の新陳代謝を高めるために、1日2リットルの水分補給を基本としていることは説明ずみです。

気温が高く発汗の多い夏は、熱中症などが心配されますから、外出時にはペットボトルを持参するなど、つねに水分補給を心がけて、1日2リットルぐらいの水は自然と飲んでしまいます。ただし、1日2リットルは、発汗していないときの必要量です。

ところが、それ以外の季節となると、人によっては、この1日2リットルが負担になります。水1リットルと柿の葉茶1リットルの計2リットル、あるいは、水1・5リットルと柿の葉茶0・5リットルでもかまわないとしても、飲めない人がいるのです。

しかし、朝食抜きでおなかがすいているときには、水分補給で空腹感を紛らすこともできます。

「おなかがすいて、もうダメ」という人は、意外と水分補給を怠っている場合が多いので、もう一度、2リットルの水を飲んでいるか、チェックしてみてください。

　これまで、あまり水を飲まないで暮らしてきたという人は、どのようなタイミングで飲んだらいいかわからないと思いますので、飲み方について、具体的にアドバイスしておきましょう。

☆朝起きたら、コップ１～１杯半の水分を補給。
☆毎食時前に、コップ１～１杯半の水分を補給。
☆就寝１時間～30分前に、コップ１～１杯半の水分を補給。
☆それ以外は、１分１グラムの割合で、30分ごとに30グラムぐらい飲みます。30グラムというと、ほんの２、３口ですから、チビチビ飲む感じです。

　一気にコップ何杯もの水を飲むと、胃腸に悪いので注意してください。また、食事の際にも、胃酸が薄まってしまうので、水のガブ飲みは避けてください。

「おなかがすいた」と思ったときには、10分に一度くらいの間隔で、口の中を湿らすように、水やお茶を飲んでください。

　これをつづけることで、次第に空腹を感じなくなっていくはずです。

◆尿の色でわかる水分の不足具合

「2リットルも水分をとったら、むくんでしまうのでは?」

こんなふうに1日2リットルの水分補給に抵抗感を示す人もいます。体が冷えて、むくみやすい体質の人は、水を飲むとむくみがひどくなってしまうかもしれないとの心配がともなうようです。

実際に、そのような情報も発信されているので、「大丈夫かな」と思ってしまうのも仕方ありません。

たしかに、体から失われる以上の水を飲む必要はありません。ですから、「むくみやすい人は、あまり水分を摂るな」を正確に表現するなら、「失われる以上には飲むな」ということになります。

2リットルの水分は、けっして飲みすぎにはあたりませんから、安心して飲んでほしいと思います。

医師の中にも、むくみやすい人には水を飲まないように指導する人がいるようですが、少しずつ水を飲むことで新陳代謝がよくなり、尿の排泄もよくなって、反対にむくみがとれてくる場合も多いのです。ただし、基本は、少しずつ、チビチビ飲むこと。ガブ飲みは禁じているので、この点は守ってください。

むくみに関しては、こんなことも考えられます。体に特別な異常も疾患もないのにむくむのは、体質ではなく、体を動かしていないからかもしれません。

脳梗塞や脳血管障害などで、半身に麻痺がある人の場合は、麻痺のあるほうがむくみます。麻痺によって動きが鈍くなりますから、代謝が悪くなってむくんでしまうのです。

これと同じことが、もしかするとあなたの体でも起こっている可能性があり、むくみやすいのは体質ではなく、単なる運動不足のためかもしれません。

1日2リットルの水分を摂りつつ、少し体を動かすようにしてみてはどうでしょう。本書では簡単な運動も紹介していますので、できることから始めてください。

また、いま飲んでいる水が、自分にとって適量かどうかは、尿の色を見ればわかります。

無色透明なのが、いい状態を示す尿です。

起き抜けの尿の色が濃いのは、少ない排泄物の中に、たくさんの老廃物が溶け込んでいるからです。睡眠中は水分を摂りませんから、尿の色が濃くなるのは当然で、激しいスポーツで多量の汗をかいたり、夏の炎天下で水分補給が十分にできなかったりすると、やはり尿の色が濃くなります。

しかし、それ以外のときの尿の色をチェックしてみて、同じような色をしていたら、水分が足りていない証拠です。無色透明な尿が出るように、水分補給に努めてください。

◆体を動かしてむくみを解消

体を動かさないからむくむのではないかと指摘しましたが、「体を動かさない」というのは、現在のように職業が細分化され、仕事が分業化された社会においては、多くの人にあてはまります。

分業制によって、それほど労力を使わなくなりましたから、体は楽をしているという印象ですが、じつは、これが体にダメージを与えているのです。

なぜなら、体は動かすことによって、均衡を保つようにできているからです。動かさないでいると血液循環が悪くなり、水分の摂取不足も加わると、その極端な例が、機内に長時間、一定の姿勢でいることによって起こるエコノミークラス症候群。これにより命を落とすこともありますから、体を動かさないでいることは、じつはとても怖いことなのです。

この理屈で考えると、一見、楽なデスクワークですが、長い時間、パソコンに向かって行う作業は、体に大変な負担をかけていることになります。実際に、退社時間になると肩はバリバリに硬くなって、目は涙目になっているのではないでしょうか。それに水分不足が加われば、職場でもエコノミークラス症候群は起こりうるということです。

人間の集中力は、せいぜいもって1時間といわれていますから、1時間に一度はデスクから離れてオフィスのフロアを歩いたり、体勢を変えて水分補給をしたり、ちょっとした息抜きが重要になります。

こまめに水分補給をすると、排尿の回数も増えますから、トイレに立つことがいい気分転換になり、また血液の滞りも防いでくれることでしょう。

西式健康法には背腹《はいふく》運動と呼ばれる運動があり、そのうちの準備運動は、仕事の合間のリフレッシュ法としては最適です。8種の運動を全部行っても1分程度の簡単なもので、

●背腹運動の準備運動（①～⑧約1分を目安に行う）

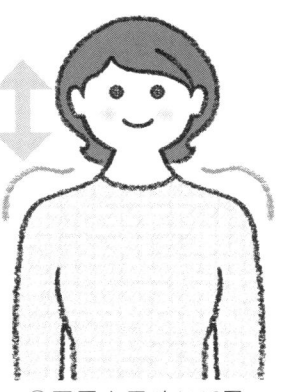

①両肩を同時に10回、上下に動かす。

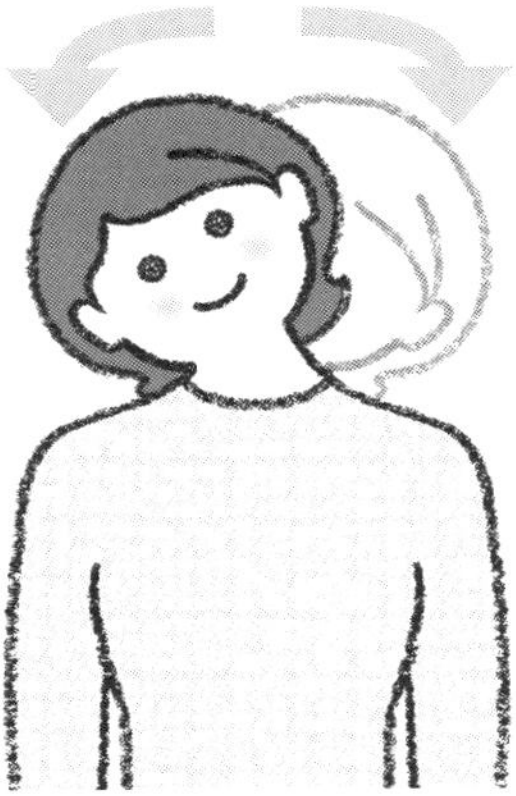

②頭を右に10回曲げる。（左も同様に）

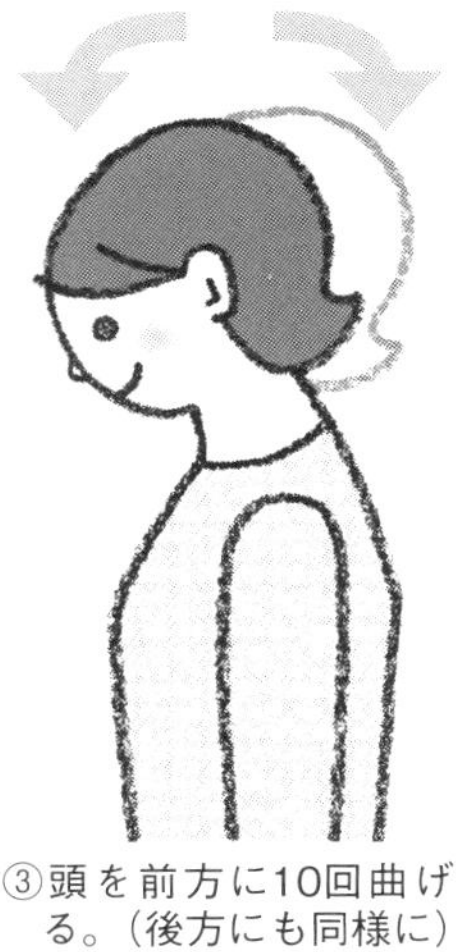

③頭を前方に10回曲げる。（後方にも同様に）

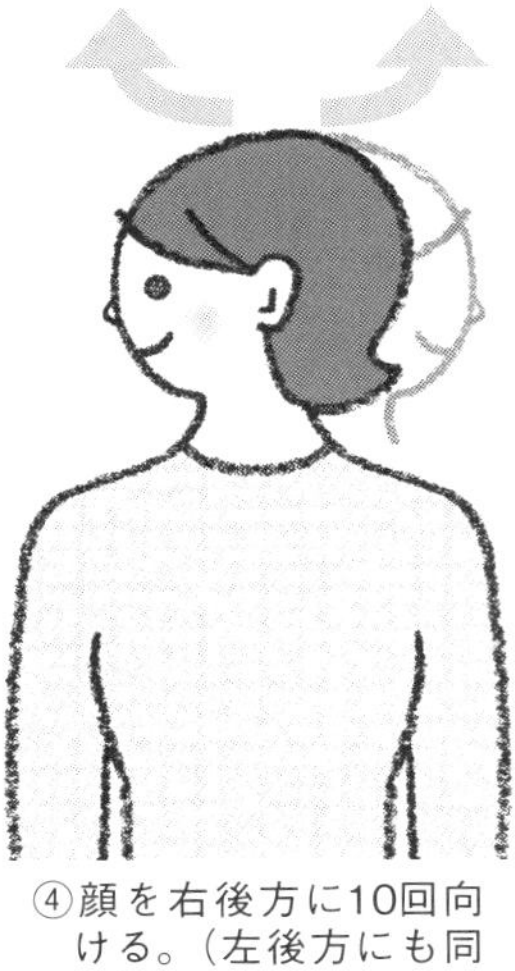

④顔を右後方に10回向ける。（左後方にも同様に）

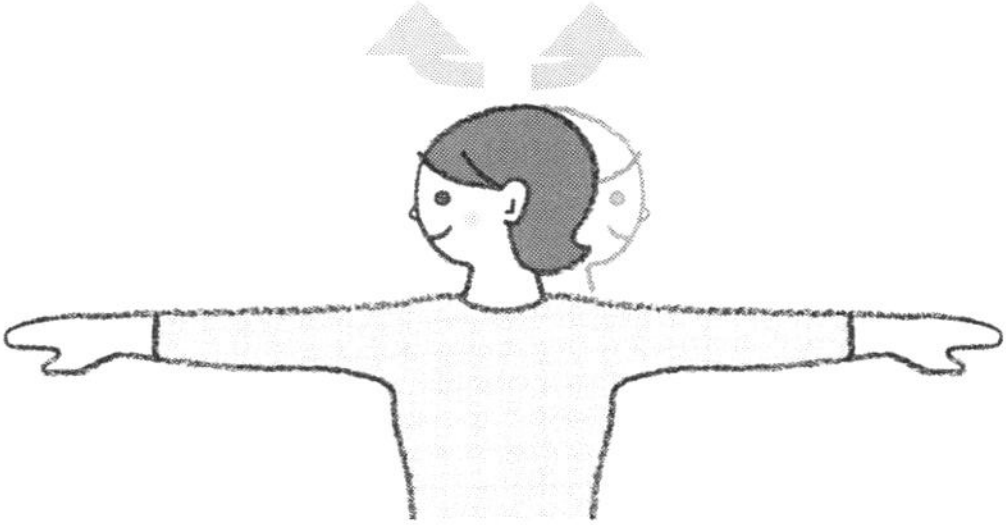

⑤両腕を水平に伸ばし、顔を右と左へ１回ずつ向ける。

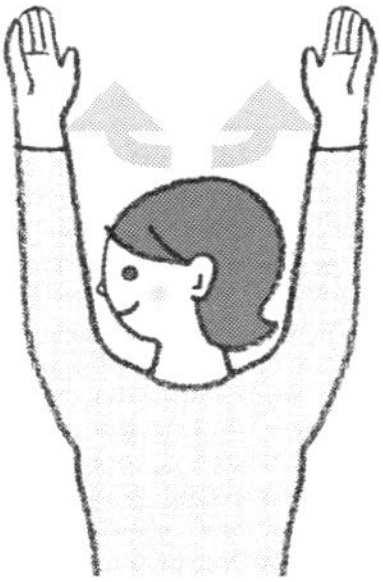

⑥両腕を上に垂直に伸ばし、顔を右と左へ１回ずつ向ける。

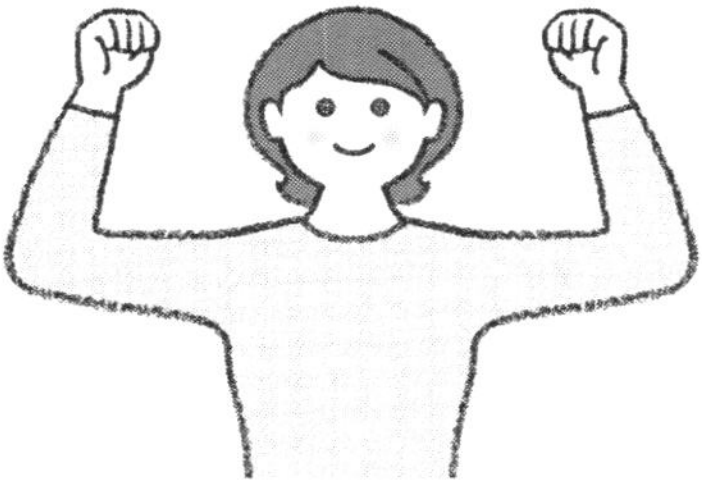

⑦⑥の姿勢で腕を上に伸ばしたまま、親指を中にしてこぶしを握り、腕を直角に曲げて水平におろす。

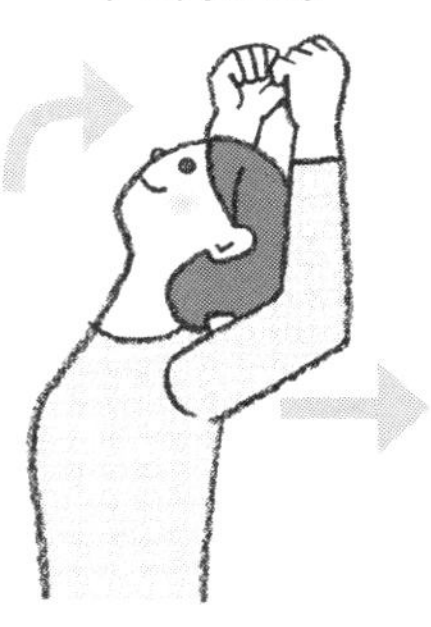

⑧⑦の姿勢で腕を後方に引けるだけ引き（ひじを肩より下げないこと）、同時に頭を後方にそらして、あごを上に突き上げる。

場所を選ばず、座ったままでもできますから、気分転換に取り入れてみてください。

◆1分でできるぶるぶる体操

とくに足がむくむ人には、「ぶるぶる体操（毛管運動）」もおすすめです。

この体操の効果は、手や足を心臓より上に上げることで、心臓に血液を戻しやすくすること。また、手足には全体の7割の毛細血管が集中しているといわれていますが、その毛細血管の流れを活性化させて、血液の循環をよくします。

足のむくみは、人間の体の構造上、避けられない症状。2足歩行しているために、地球の重力の影響で、どうしてもいちばん下部にある足に血液がたまってしまうのです。

むくみが気になる人は、できるだけ毎日、1分でもいいので、ぶるぶる体操を行ってください。足のむくみが解消されるだけでなく、高血圧予防などの効果も期待できます。

この運動は、腎臓の病気であるネフローゼ症候群や、長時間血液が滞ることで血管が太く表面に浮き出て見える静脈瘤《じょうみゃくりゅう》の患者さんにも効果がありました。

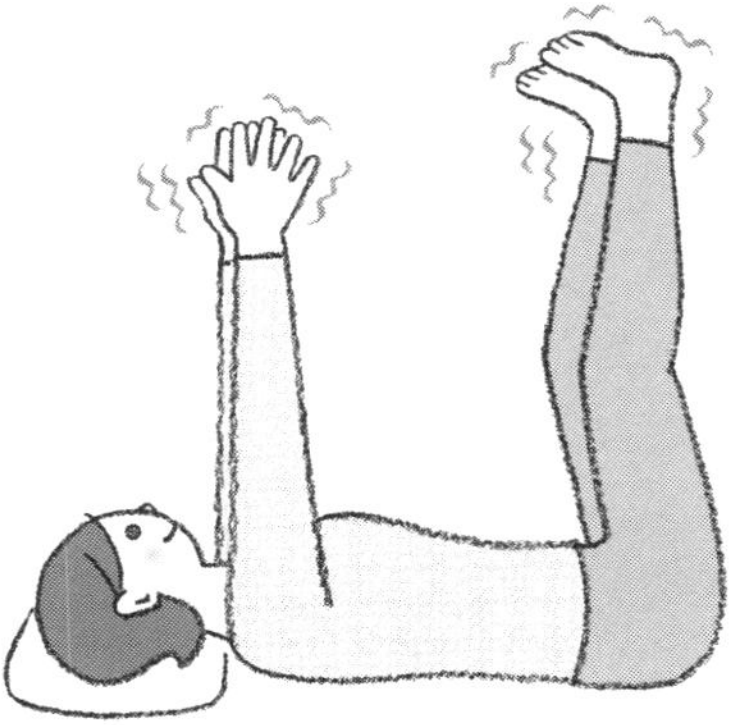

●ぶるぶる体操

①　あおむけに寝て、首の下には小さめの枕を当てる。足は肩幅に開く。

②　できるだけ体に垂直になるように手足を上げる。つま先が体と平行になるようにアキレス腱を伸ばし、手の指も軽く伸ばす。

③　②の姿勢で手足全体を同時に、小刻みにブルブルと震動させる。30秒ほど震動させたら、手足を下ろして休む。

＊①〜③を1セットとして、3セット繰り返す。
＊手足を高く上げられない場合は、できる範囲で。
＊ひざ関節は無理のない程度に伸ばす。
＊うまく震動できない場合は、上げているだけでもよい。

◆運動をプラスして、もっとラクに「腹七分目」

「海藻やこんにゃくではなく、もっと魚や肉が食べたい」という人もいるでしょう。

そういう人には、「魚や肉を食べてかまいません。ただし、そのぶんのカロリーは、体を動かして消費しないといけませんよ」とアドバイスします。

「腹七分目生活」における、カロリー30パーセントカットを、「食べ物」だけで行うのならば、朝食を抜いても、昼食と夕食の量はそのままということになります。けれども、運動をプラスすれば、昼食と夕食の量を増やすことも可能。

「おなかがすいて、もうダメ……」という場合には、運動によって、ごはんや魚、肉の量を増やすようにしましょう。

運動といっても、わざわざスポーツジムに行く必要はありませんし、またマラソンやジョギングのようながっつりした運動も必要ありません。

西式健康法で重視しているのは、とにかくつづけることですから、運動もわざわざ出かけていってするのではなく、生活の一部としてできるのが理想です。

それにぴったりなのが、起きがけや寝る前に簡体な体操をすること。むくみ対策として紹介したぶるぶる体操をはじめ、金魚運動、合掌合蹠《がっせき》、背腹運動は、畳一枚分のスペースがあればできるもので、体を整えながら、カロリー消費にひと役買ってくれます（後述）。そして日中は歩くこと。歩いている状態は、つねに重心が移動していて、１か所に負荷がかからないのがいいのです。また、足を動かすと血のめぐりがよくなり、胃腸の働きも活発になります。

通勤の際、ひと駅ぶんを徒歩に変えたり、あるいはいままでバスで通っていた道のりを歩いてみたりしてはどうでしょう。

歩くにはちょっと距離が、という人は、自転車にしてみるのもいいと思います。高血圧の40代の男性は、バス通勤を自転車に変えたところ、血圧が下がり、冬には出ていた寒冷じんましんが出なくなりました。道が混むため、かえって通勤時間は短くなり、体調もよく、余裕をもって仕事ができるようになりました。

こうした時間もとりにくい人は、エスカレーターやエレベーターをやめて、階段を利用することです。たとえば、通勤時だけでも、地下鉄の長い階段を上り下りすると適度な運動になりますし、外勤の人なら、かなりの運動量になります。

むくみ対策として紹介した「ぶるぶる体操」は、有酸素運動ですから、カロリー消費にひと役買ってくれます。ウォーキングとともに、毎日、行うように心がけてください。

◆数日で帳尻を合わせればOK

初めて来院される患者さんの多くは、365日、毎日、健康法を実践しようとします。それができれば理想ですが、社会と没交渉な生活を送らない限り、無理というものです。

入院によって、食療法や体操などを身につけた患者さんでさえ、退院後は、思うようにつづけられず、再入院といったケースも少なくないのですから。

退院すれば、仕事が待っていますし、また、病院にいるときとは違い、さまざまな〝誘惑〟もあるので、つい気がゆるんでしまうんですね。

ですから、「おなかがすいて、もう無理……」と思っても悲観的にならず、どうすればつづけられるかを考えてください。どの点が無理で、どうすればいいのか。前向きに考えようとすると、必ず解決策がひらめくはずです。「朝食半分に慣れるための期間が短すぎた」というなら、もう一度、「朝食を半分にする」ところから始めてください。

「甘いもの抜きではつづかない」というのなら、1週間に一度ぐらい、食後のデザートにアイスクリームやケーキを食べる日を決めたらどうでしょうか。

運動をしたり、その後の食事を少し減らしたりして、そのぶんを、どこかで引き算するように心がければいいのです。

1日でバランスをとろうとするのではなく、1日で無理ならば2日、2日でできなければ3日というように、何日間かかけて帳尻を合わせればいい――そう考えれば大丈夫です。

逆に、いつもより体を動かしたあとや、軽めの食事がつづいたときなどは、心おきなくスイーツを堪能したり、ときにはアルコールを楽しんだり、そういうメリハリをつけるようにしましょう。

いっぽう、「もう無理……」の理由を、「摂取カロリーを30パーセントもカットしたら、栄養不足になりそうだから」という人もいます。

たしかに、いままで高カロリーの食事を摂っていたのですから、そう考えるのも仕方のないことです。しかし、増えつづける生活習慣病患者の数と高カロリー食とは、けっして無関係ではないのです。

「カロリー足りて健康できず」は、父・渡辺正の言葉で、父はこのような内容を著書にも記していました。

「〝日本人は動物性タンパク質が足りない〟とか〝1日2400キロカロリー摂らねばならない〟などと、栄養学者に煽られて、食べつづけた結果がこの結果だ。糖尿病、高血圧症、心臓病などの患者は増えるばかり。カロリー学説にとらわれる限り、私たちはますます病気に苦しむだろう」

この意見は正しいとつくづく思います。現在、高血圧症の患者は約800万人、糖尿病患者は約240万人、心疾患が約150万人で、生活習慣病と診断されている人は1470万人以上いるといわれています。

日本人間ドック学会が、2010年に人間ドックを受診した約300万人について調査したところ、「異常なし」とされたのはわずか8・4パーセントで、これは過去最悪の結果。

このままの食習慣がつづいていったら、生活習慣病患者の数は、さらに増えると思って間違いないでしょう。「腹七分目生活」は、こうした〝失敗〟に学ぶ、新たな健康法です。摂取カロリーを30パーセント減らすのは、ほかでもない自分のためです。

ゆっくりでもいいので、あきらめずにつづけていきましょう。

◆すぐできる！　空腹コントロール術

空腹に耐えきれず、間食をしてしまった経験は誰にもあるでしょう。間食してしまいそうになったときのために、空腹感を抑える方法をいくつかあげておくことにします。

水や柿の葉茶で空腹を満たすのが理想ですが、どうしても何か食べたいというときには、できるだけカロリーの低いものを選ぶように心がけてください。ただし、あくまで「空腹のつらさ」をしのぐためのものです。間食はしないに越したことはありません。

食後2～3時間から、胃腸は掃除のための活動を始めます。「胃腸の排泄機能を高める」という観点からすると、カロリーが低くても、間食はマイナスなのです。

「おなかがすいた」と感じたときには、「体がどんどん健康になっている」と考えられるようになればいいですね。

●ウォーキングや足踏み

時間的に余裕があれば、ウォーキングや散歩をすすめます。公園や街の風景を眺めると気分転換になりますから、空腹を紛らすにはいい方法です。仕事中に散歩は無理なので、約1分間、その場で足踏みや駆け足をしてみてください。こうした運動によって交感神経が刺激を受け、アドレナリンが分泌されると、空腹感を忘れることができます。

●ツボ刺激

足には、食欲を抑えるツボがあるといわれています。足の人差し指のつめから2ミリメートルほど下にある「厲兌《れいだ》」と呼ばれるツボです。爪楊枝のうしろかヘアピンのようなもので、少し強めに7～8回刺激を与えます。毎日つづけると食欲が抑えられます。

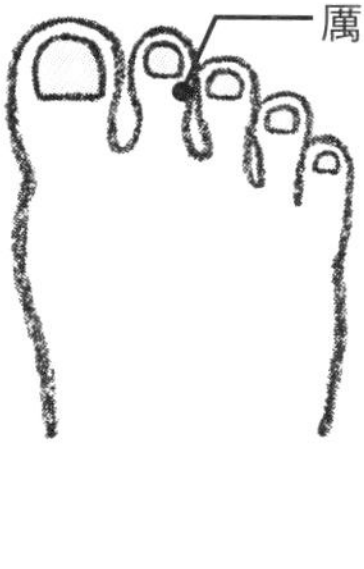

●アロマテラピー

香りを嗅ぐことで、空腹感や空腹によるイライラを解消する方法もあります。イライラを抑えるには、ラベンダーやペパーミントの香り、空腹感を抑えるにはシナモンなどの香りがいいとされます。

アロマポットのほか、お香やフレグランス・キャンドルなども活用しましょう。

●ハーブティー

水や柿の葉茶による水分補給にアクセントをつける意味で、カップ1杯のハーブティーを飲むのもいいでしょう。リラックス効果やリフレッシュ効果など、香りによって効能が異なるので、そのときの気分で選ぶ楽しみもあります。

●寒天

テングサやオゴノリなどの藻類から作られる寒天は、低カロリーでありながら、食べごたえがあります。食物繊維が豊富なので、おなかのそうじに最適で、西式健康法では断食の際に用います。

水で戻し、煮溶かしたものを冷やし固めて食べます。寒天断食で1回に食べる量は、どんぶり1杯ぐらい。できればそのまま食べてほしいのですが、少量なら黒みつやはちみつをかけてもいいでしょう。

●ところてん

原料は寒天と同じで、寒天を細い糸状（麺状）に切ったのがところてんです。ふつうは酢醤油や三杯酢、黒みつなどをかけて食べますが、できれば何もかけずに食べてください。かける場合は少量にしておきましょう。

●野菜ジュース

コップ1杯の野菜ジュースをゆっくりと飲みます。市販の野菜ジュースを買うときは、野菜100パーセントで糖分の低いものを選んでください。自家製の場合は、生食レシピ

（107ページ）を参考に、葉菜類と根菜類を混ぜて作りましょう。

●青汁

さまざまなタイプのものが販売されていますが、粉末で、水に溶かすタイプの青汁は携帯できて便利です。西式健康法にもとづいて、ほうれん草、小松菜、キャベツ、白菜、にんじん、大根をフリーズドライした青汁もありますのでも試してみてください。

●リンゴ2分の1個

入院中の患者さんに、リンゴ2分の1個ほどを出すことがあります。薬を服用中の患者さんで、薬だけで飲むと胃を荒らす副作用のある場合です。

空腹を抑えられないときには、温かい柿の葉茶などと一緒に、リンゴを食べてみてはどうでしょう。すりおろすなど、食べやすさを工夫してもいいでしょう。

●キャベツ

キャベツも入院中の患者さんに出している食材で、薬の代わりとして、すりつぶしてドロドロになったキャベツを食間に食べてもらいます。

キャベツに含まれるビタミンUには、胃腸の働きを活発にするほか、免疫力を高めたり、コレステロール値を下げたりする働きがあるといわれています。

すりつぶすのが大変なら、千切りにしたり、ちぎったりして食べてもいいでしょう。

●昆布

噛みごたえのあるもので空腹を抑える方法もあります。たとえば、ビタミン、ミネラル、食物繊維などを豊富に含む昆布を噛むのも一案です。

そのまま食べられるおやつ昆布も販売されていますが、調味されたものが多いので注意しましょう。調味料も添加物も不使用の昆布を選んでください。

第5章
若返る&病気にならない10のポイント

自然治癒力を十二分に引き出して、病気にならない体をつくる「腹七分目生活」には、「朝食抜き」「十分なビタミンCの摂取」「2リットルの水分補給」など、ほかの健康法にはない特徴があります。

そして、その魅力は、小さな子どもから高齢者まで、安心して実践できる点。病気で体力を奪われた人まで元気になるのですから、どなたにも自信をもってすすめられます。

「腹七分目生活」のもとになる西式健康法には、前章までに紹介した以外にも、すぐれたものがありますので、すでに紹介ずみの健康法も振り返りつつまとめてみましょう。

1　「低カロリー」でも「満腹」をあきらめない

人間の体は、摂取カロリーを30パーセントカットすると、自然治癒力がグンと上がるといわれています。

この理論を取り入れた「腹七分目」の満腹法は、摂取カロリーを30パーセントカットしながらも、おなかは満足させるという、かなりよくばりな健康法です。

低カロリー＝腹七分目という固定観念から離れ、「満腹」をめざして、いろいろと工夫してみましょう。生野菜のもっとおいしい食べ方、こんにゃくや海藻メインでつくる満腹料理、効果的にカロリーを消費できるエクササイズなど、腹七分目生活を楽しむ方法が、まだまだありそうです。

満腹感が得られれば、ほかの健康法のようにストレスがたまったりしませんから、一生つづけられる――これからの美と健康は約束されたようなものです。

２　朝食抜きで、カロリー30パーセント減

西式健康法の中には、現在、〝常識〟とされる内容と少し違っているものもあり、そのうちの１つが、朝食を抜いて１日２食にすること。これは、今回の健康法のカナメですが、１日３食があたり前と考える人には、すぐには納得できない内容かもしれません。

なぜ、こういう食い違いが起こるかというと、いちばんの理由は、西洋医学が「病気は薬で治すもの」とするのに対し、西式健康法では「病気は自然治癒力、つまり自分の力で治すもの」と考えるからでしょうか。

西式では、体に関することは、１つひとつ、ていねいに検証して決めています。体の声

に耳を傾けて得た結果が、1日2食という答えでした。ですから、1日3食という〝常識〟にとらわれていては、健康にはなれないということです。

本来の体のリズムに即した食事というのは、朝食抜きの1日2食です。1日3食にすると、消化器系の活動が阻害されるために、腎臓の機能は低下し、胃腸は疲れて、腸は宿便をため込むことになります。

西式では、宿便による腸の汚れが万病のもとであることに85年も前から気づいていて、それを防ぐためにも、朝食抜きの1日2食を推進しています。

腸の汚れが原因となって起こる病気はいろいろありますが、意外なところでは、脳出血を起こした人の腸には、必ずといってよいほど、宿便がたまって、腸麻痺を起こしています。脳と腸は密接な関係にあると推測されます。

これが、朝食を抜くだけで、胃や腎臓の調子はよくなり、宿便もたまりにくくなるのです。この食習慣は子どものうちに身につけるのが理想です。

このほかにも朝食を抜くメリットはたくさんあります。

たとえば、朝食を抜くと空腹になりますが、その空腹感によって、自然治癒力にスイッチが入るのです。朝食を抜くと、カロリー30パーセントカットと内臓を休ませることが、カンタンに実現するからなのです。

飽食の時代といわれ、飢餓感を忘れてしまったことで、現代人に生活習慣病などの病気が蔓延したともいわれています。

その病を治すのは薬ではなく、体に備わっている自然治癒力を目覚めさせること。これがもっとも体にやさしい方法です。

３　ビタミンＣで「ヘルシーに満腹」

ビタミンＣがコラーゲンの合成に深く関与していることから、肌にいいというのは誰もが知るところだと思います。ビタミンＣには、毛細血管を丈夫にしたり、免疫力を高めたりと、病気を予防する力も備わっています。

ビタミンＣは、私たちの体には欠かせない栄養素ですが、体内でつくることはできず、また熱に弱いという特性のため、いちばん確実な摂取方法は、生野菜からということになります。

ビタミンCがとくに不足しがちとされる現代人は、「生食法のためのレシピ」（107ページ）を参考にして、毎食、なんらかの形で生野菜を摂る必要があります。

すりおろしたり、すりつぶしたりするほうが体に吸収されやすいのですが、サラダで歯ごたえを楽しみたい人もいるでしょう。ただし、その場合は、よく噛んで食べてください。

つねに生野菜サラダを先に食べるようにすれば、主食の米やパン、肉や魚などをそれほど食べなくても満腹感を得られます。

おなかがいっぱいなのに、カロリーカット。病気知らずになるのはもちろんのこと、肌もみずみずしく、若返ること間違いなし、です。

最近では、農薬や土壌汚染などを気にして、生野菜より、温野菜を食べる人が多いようですが、温野菜ではビタミンCを摂取できません。温野菜だけでなく、生野菜も食べるように心がけましょう。

4　水2リットルで空腹知らず

水は私たちの体に欠かせないもの。体からは、毎日、2・5リットルもの水分が失われていき、私たちはそれを食事と水で補います。

食事で摂るのが、２食にするとだいたい０・５リットルになりますから、残りの２リットルは、水やお茶などで補給する必要があると思ってください。朝食のカロリーはなくして、水分だけはじゅうぶん補給するということです。

水は、水道水でもミネラルウォーターでも、どちらでもかまいません。西式健康法では、水１リットルと柿の葉茶１リットルを１日の摂取量と決めています。飲み方は、少しずつ口に含むように飲んでください。（１３９ページ）

水やお茶は、空腹をしのぐのにも役立ちます。「おなかがすいたな」と思ったときには、水や柿の葉茶などをチビチビ飲むと、間食をしないですみます。

最近は、大人でも、ダラダラと菓子類を食べつづけたり、清涼飲料水を過剰摂取したりする人が少なくないようです。これらに含まれている砂糖や添加物が体調不良の原因である可能性は高いといえます。

間食と清涼飲料水はすぐにやめて、水や茶に切り替えましょう。

5　食材は〝丸ごと食べる〟が基本

〝生〟の食べ物からは、より多くの自然の恩恵を受けることができます。野菜は、生で食べられるものは、できるだけ生のまま摂取するように心がけましょう。

また、野菜・根菜・くだものの皮にはビタミン・ミネラル・ポリフェノール類などが豊富に含まれるため、なるべく皮のまま食べることをおすすめします。

魚は刺身として生で食べますが、身の部分しか食べないので、入っている栄養素が偏るという点で、肉ばかり食べるのと変わらなくなります。頭も、アラも、ワタも、骨も食べられる15センチくらいまでの小魚を基本にすべきです。タンパク質は60〜70℃で熱変性が起こります。変性したアミノ酸は、体内で利用できません。

野菜も魚も肉も必要以上の高温度にかけない、煮すぎない。葉菜類はサッと火が通った程度で、根菜類もやわらかくなった程度を旨とし、必要以上に長く煮ないことが大事です。

また、なるべく精製された食品は避けるようにしましょう。白米より玄米のほうがいいことは先述しましたが、砂糖も、白砂糖より精製されていない黒砂糖のほうが、ミネラルやビタミンなどを豊富に含みます。

小麦粉にしても、小麦の表皮、胚芽、胚乳などを粉にした全粒粉の栄養価は高く、精製された小麦粉に比べると、何倍もの食物繊維や鉄分、ビタミンなどを含んでいます。

６ 食べたら動く・食べなくても動く

体はこまめに動かすことが重要です。

動かすといっても、「ストレッチをしよう」とか「スポーツを始めなくては」などと、大げさに考える必要はありません。仕事の合間に首や手を動かしたり（１４４ページ）、立ち上がって伸びをしたり、その程度でも、血液の循環はよくなります。

デスクワークに携わる人で、「激しい労働をしているわけではないのに、なぜ疲れるのだろう」と思ったことはありませんか？　体は動かすより、動かさないほうが、ある意味、疲れるのです。というのも、体は動かしてバランスをとり、維持するするつくりになっているからです。

カロリーを消費するという点で考えると、効率的な体の動かし方は、歩くことです。

通勤途中や早朝の散歩など、毎日30分間くらいは、歩くようにしたいものです。

また、「この駅だけはエスカレーターには乗らずに階段を上がろう」などと、決めておくのもいいかもしれません。

「腹七分目生活」を継続するには、30パーセントカロリー減の食事を意識するいっぽう、こんなふうに意識して体を動かすことも大切です。食べ物だけでカロリーを減らそうとすると30パーセントカットしなければなりませんが、運動をプラスすれば、食べ物でカットすべき量は、もっと少なくてすみます。

食べたら体を動かして、入ってきたカロリーはどんどん消費しましょう。また、体の中には、まだエネルギーに変えられるものがたくさんあるので、いままでため込んだものを処分するつもりで、食べなくても動くようにしましょう。

7 温・冷を繰り返す温冷浴で疲労回復

入浴については、浴槽にゆっくり浸からないと、疲れがとれないと思っている人が大半ではないでしょうか。温泉などでは、体が真っ赤になるまで、長時間、湯に浸かっている人をよく見かけます。

リラックスしているつもりでしょうが、実際には血液が滞って、疲労は解消されていません。体が赤くなっているのは、うっ血しているしるしなのです。

理想的な入浴法とは、血行をよくして、乳酸などの疲労物質を処理してくれる方法で、西式健康法の「温冷浴」が、まさにそれです。

温浴（40～42℃）と冷浴（15～20℃）を1分間ずつ交互に行うのがこの入浴法の特徴で、温浴では体が温まって体中の毛細血管が開きますが、逆に冷浴では毛細血管が収縮。これを交互に繰り返すことで、体は刺激されて、血行がよくなるのです。

また、自律神経も交互に働きますから、これによって体のバランスが整います。温浴のときには副交感神経が働き、体はアルカリ性に傾きます。そして、冷浴をすると、今度は交感神経が働いて酸性に傾く。

体の調子が悪かったり、疲れていたりするときには、酸性かアルカリ性、どちらかに傾いているものですが、この入浴法で、酸性、アルカリ性を繰り返すうちに、体液は次第に均衡を取り戻して、中性になっていくのです。

●温冷浴

次の順番で入浴します。

＊全身入水（冷）　１分間
＊全身入浴（温）　１分間
＊全身入水（冷）　１分間
＊全身入浴（温）　１分間
＊全身入水（冷）　１分間
＊全身入浴（温）　１分間
＊全身入水（冷）　１分間

温冷浴は、食後1時間以上たっていれば、何時に行ってもかまいません。

ポイントは、冷→温→冷→温→冷→温→冷というように、「冷」にはじまり「冷」で終わることです。「冷」で終わるようにすると、毛細血管が収縮した状態で浴室を出ることになります。脱衣所の室温は水温より高いので、毛細血管は開きます。ですから、風呂上がりに寒さを感じることも、体が冷えることもありません。

冷え性の人で、「お風呂で温まっても、すぐに体が冷えてしまう」という人は、間違った入浴法をしているからです。

体を温めると毛細血管は開いた状態になり、そのままの状態で浴室を出ると、湯温より室温のほうが低いために、毛細血管は収縮してしまいます。すると血行が悪くなって、冷えを感じることとなります。

冷え性の人ほど、入浴を「冷」で終わらせる必要があります。「冷」の毛細血管が収縮した状態で浴室を出れば、水温より室温のほうが高いので毛細血管は開きますから、それで、湯上りに冷えを感じないでもすむのです。

湯上りにさっと、水をかける——一度、手足で実験してみてください。

温冷浴を一般家庭で行う場合、浴槽は１つですから、浴槽で温浴をして、冷浴はシャワーで行うといいでしょう。

シャワーで冷浴をする際の注意点としては、いきなり胸や頭に水をかけないこと。足先↓ひざ下↓腹↓左肩↓右肩とかけたら、次に左右の肩に３回ずつ水をかけると、１分の冷浴とだいたい同じになります。

はじめて温冷浴をする場合、最初は手首と足首だけ。次に腕とひざから下、その次に足のつけ根までというように、段階を踏んで行ってください。これに慣れたら、全身で行います。

また、体の弱い人や高齢者の場合は、次のような段階を踏んでください。

まず、全身を温浴で温めたら、一度出て、上半身を拭きます。その後、太もものつけ根までの温冷浴を3回（冷↓温↓冷）。1週間ほどでこれに慣れたら、次は腹までの温冷浴を同じ要領で。腹までの温冷浴に慣れたら、いよいよ全身というように少しずつ慣らしていきます。

この入浴法は、疲れをとって肌を美しくするだけでなく、風邪予防、アトピー性皮膚炎、糖尿病や動脈硬化などにも効果が期待できます。

8　薄着に徹して皮膚を鍛える

体温調節作用・吸収作用・呼吸作用、皮膚にはこの3つの重要な作用があります。

運動などで体温が上昇すると、体温調節作用により汗を出して体温を調節したり、また呼吸や吸収作用によって、水分や塩分、大気中の酸素や窒素などを体内に取り込んだりするとされています。

西式健康法では、とくに呼吸作用と病気の関係に注目し、皮膚呼吸がスムーズにできなくなると体内に有毒な一酸化炭素が増えて、これが万病の原因ではないかと考えています。最近、急増するがん、また胃潰瘍やぜんそくなども、この呼吸作用と関連があるように思います。

皮膚呼吸を盛んにするには、皮膚が十分に呼吸できる状態にすることが大切ですから、温めすぎたり、冷やしすぎたりしてはいけません。

ところが、いまの暮らしぶりを見ると、夏は冷房で必要以上に体を冷やし、冬は厚着をして過剰に体を温めすぎているというのが現状です。

冷房による冷えが体によくないことは誰もが認識していますが、腹巻きなどによる防寒対策が体に悪いことは、意外と知られていないのではないかと思います。

腹部の冷えを訴える男性が増え、ファッション性を意識した腹巻きなども販売されているようですが、腹部も温めすぎると、そこに血液がたまって血流が悪くなります。おなかだけは温まるでしょうが、体全体からすると血液の流れが滞っていて、けっしていい状態とはいえません。

これは入浴時の温めすぎがよくないのと同じ原理です。冬でもなるべく薄着を心がけるべきで、使い捨てカイロなどにも頼りすぎないようにしてください。

暑さ、寒さに過剰に反応したり、快適さを求めすぎたりすると、皮膚呼吸がどんどん低下し、それが病気や不調を引き起こします。

当医院では、皮膚呼吸を活性化させるための裸療法を取り入れています。この裸療法は温冷浴同様、アトピー性皮膚炎に効果的で、朝食抜きとセットにすると、いっそう肌を丈夫に美しくします。肌トラブルに悩む人などは、休日などを利用してチャレンジしてみてください。

●裸療法

窓の近くなど、外気の入るところに毛布とイスを用意します。

①　窓を開放して、裸になるか、あるいは下着1枚でイスに座り、全身を外気にさらします。

②　窓を閉め、毛布などにくるまって体を温めます。

①→②を11回繰り返す。それぞれの時間は次のとおり。寝たままの状態で、寝具をかけたり、はいだりしてもかまいません。

裸療法の1回の所要時間は約30分。1日3回が基本ですが、時間がない場合は、朝1回か、朝夕2回でもかまいません。始めてから1か月は毎日行い、2～3日休んで再び続行。トータルで最低3か月はつづけましょう。

（単位＝秒）

回数	①	②
1	20	60
2	30	60
3	40	60
4	50	60
5	60	90
6	70	90
7	80	90
8	90	120
9	100	120
10	110	120
11	120	毛布をかけたまましばらく横になる

原則としては日の出前と日没後に行います。食事の前後は30〜40分、入浴後は1時間以上、時間をおいてから始めてください。

9 体をしめつけない衣服を選ぶ

血流をよくして、皮膚の呼吸作用などを活発にするには、衣服にも注意が必要です。体をしめつけるものや肌にピタッとはりつくような衣服は、なるべく避けてください。

とくに問題なのは女性の下着で、体の線を美しく見せるための補正下着は、ファッションを楽しむ上では欠かせないのでしょうが、血のめぐりを悪くするだけでなく、腸の働きを鈍くしますから、長時間の着用はやめましょう。

また、寝衣《しんい》にも気を配って、ゆとりのあるタイプを選ぶことが大切です。

最近の下着は薄くて暖かいので、寒さの厳しい冬は、下着を身につけて寝る人も多いようですが、睡眠中も皮膚の呼吸作用はつづいていますし、また薄着を心がけるべきなのは寝ているときも同じです。

体は、つねに環境に合わせて働こうとしていますが、働く必要がなければ働きません。

こうして機能が低下してしまうのです。

〝しめつけない〟という工夫例をあげておきますと、たとえば当医院では、「足が冷える」という患者さんに、〝足袋《あしぶくろ》〟を用意しています。〝足袋〟とはネル製の袋で、これに足を入れて休むと冷えを感じずに快眠できます。靴下よりもゆったりとしていて、またネルの肌触りが心地いいのです。

腰痛に悩む人の場合、コルセットやコルセット代わりの下着を利用している人がいるかと思います。痛みを伴う場合は、長時間の着用もやむを得ないのですが、必要のないときはこまめに外しましょう。いちいち取り外すのは面倒だと思うかもしれませんが、便秘の原因にもなりかねません。

また、皮膚からはつねに老廃物を含む体液が出ていますから、衣服には見えない汚れが付着しています。衣服の清潔さにも気を配るようにしてください。

10　硬い枕と布団でゆがみを正す

近年、不安やストレスから、不眠に悩む人が増えていると聞きます。睡眠には体の機能を修復し、脳や自律神経を休める効果がありますから、よく眠れないという人は、とくに快適な睡眠にこだわって、寝具をあれこれと変えたりもしているようです。

しかし、多くの人が「寝心地がいい」とする寝具が、必ずしも、理想的な睡眠を叶えてくれるとは限りません。というのも、健康のためにいい寝具は、昔のせんべい布団のように硬いものだからです。

やわらかい布団やクッションのきいたベッドは、「体に悪い」といわざるを得ません。西式健康法では、寝ている間に体のゆがみやズレを矯正する必要があると考えます。

したがって、敷布団は使いません。敷布団より少し大きめの厚さ1センチメートルほどの木板に毛布1枚、シーツ1枚を敷き、その上に直接寝るのです。掛け布団については、季節に合わせて適当なものを選べばよいでしょう。

慣れるまでは体が痛く、スッキリとした目覚めというわけにはいきません。というのも、成人であれば、必ず体にゆがみやズレがあるからです。大きくゆがんでいる人ほど、強い痛みを感じます。しかし、それを放置しておくから、肩こりや腰痛に悩まされつづけることになるのです。

木板として使用するのは、ナラやラワンがいいのですが、ベニヤ板でもかまいません。最初は板の上に薄い敷布団を敷いて眠り、慣れたら、敷布団を毛布に変えます。毛布１枚でダメな人は、毛布２枚、あるいは３枚にして、徐々に減らします。

木板がない場合は、畳の上に新聞紙を何枚か重ねて敷き、その上に毛布とシーツを敷いて寝てもいいでしょう。

ズレが矯正されてくると、やがて痛みも消えて、目覚めもよくなるはずです。

このように、敷布団を「木板＋毛布」に変えたら、枕も硬いものに変えると、矯正は完璧です。

西式では、かまぼこ型の木枕を使います。私たちはふだん、やわらかな枕に慣れ親しんでいますから、最初は、頭を乗せただけでも痛くて、安眠どころではないと思います。

枕の上にタオルを置いても、寝心地はけっしてよくないでしょう。

ですから、はじめは使い慣れた枕との併用で、枕もとに２つの枕を置き、木枕の硬さに耐えられなくなったら、いつもの枕に戻すというように、徐々に慣らしていきます。

頭部にしびれを感じたり、頚椎が痛んだりする人もいるでしょうが、それは、その部分にゆがみやつまりがあるためだと考えられます。

けれども、硬い枕を使っていると、枕がそれを矯正してくれますから、やがて痛みも感じなくなり、寝覚めもよくなります。気づいたら、肩こりや頭痛、目の疲れなども解消されているでしょう。

硬い枕は、敷布団がやわらかいと効果がないので、木板と硬い枕は、セットで使うことをすすめます。

腰痛や肩こりに悩む人は多いと思いますので、さらに、体のゆがみやズレを治す体操も紹介しておきましょう。

●金魚運動（182ページ参照）

脊椎のゆがみを正す運動で、金魚が泳ぐ姿を連想させるところから、この名前がつきました。仰向けに寝て、体をまっすぐに伸ばします。頭のうしろで手を組み、体は水平のまま、腰を中心にして、小刻みに体を左右に揺らします。

揺らす時間は1、2分ほどでもかまいませんが、できれば4～5分つづけてみましょう。

１日朝夕２回が基本。やがて脊椎のゆがみが解消されるだけでなく、腸が刺激されるので、便通もよくなります。

●合掌合蹠運動《がっしょうがっせきうんどう》（１８２ページ参照）

背骨のゆがみを正して、左右の筋肉と神経のバランスを整えます。体は背骨を中軸として左右が完全に揃っていれば、病気にならないという考え方から考案された運動です。

①　仰向けに寝て、胸の前で合掌し、両膝を曲げて足の裏を合わせます。

②　その姿勢のまま、手は頭の方向へ、足は足先の方向へ同時に伸ばします。伸ばしたら、手足を同時にもとの位置へ。

③　②を10回ほど行ったら、①の姿勢で５～10分休みます。

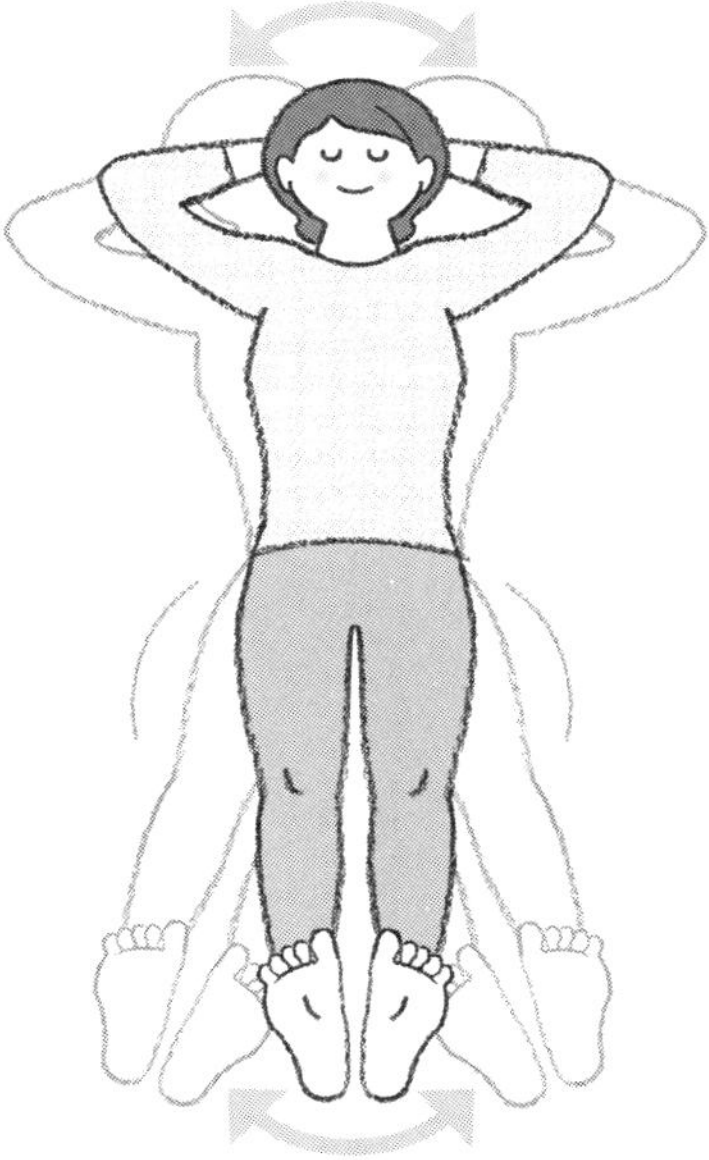

金魚運動

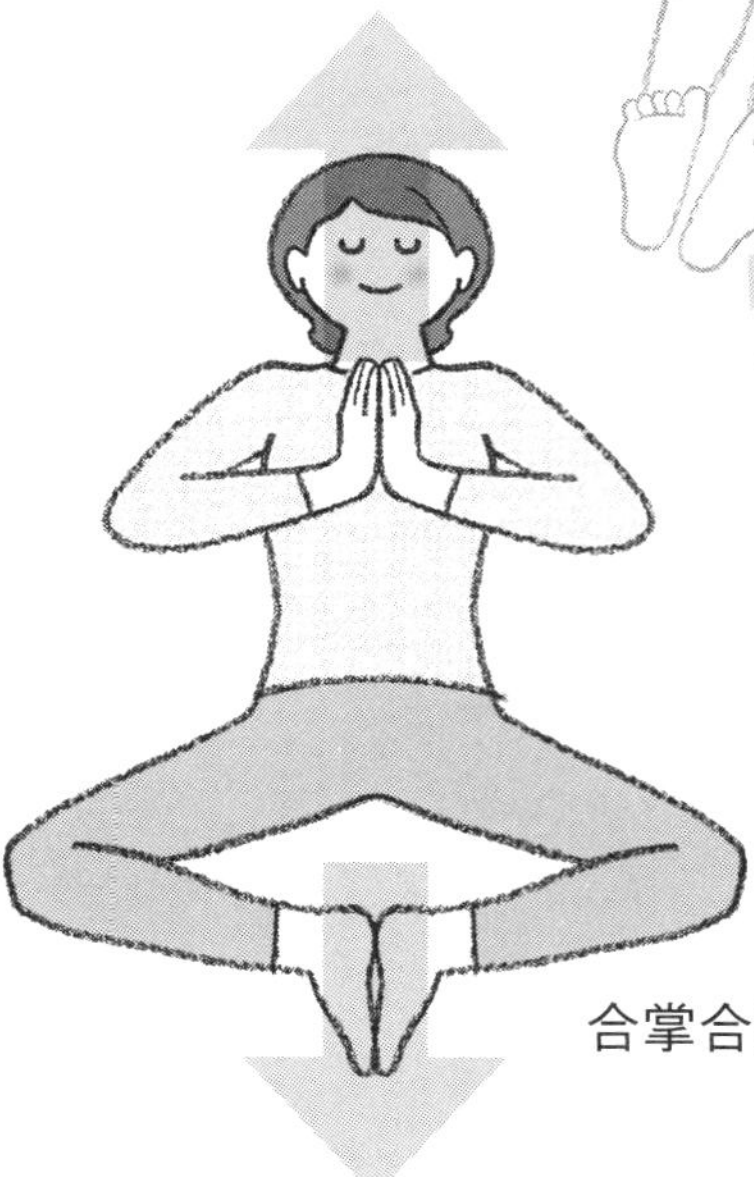

合掌合蹠運動

付章
つらくない1日断食の秘訣

◆食を断つと〝奇跡〟が起こる

朝食抜きの生活に慣れてきたら、今度は、休日などを利用して断食にも挑戦してみてはどうでしょうか。

朝食抜きは体にゴミをためないようにすることで、断食は体の大掃除と先述しましたが、定期的に大掃除をすると、自然治癒力もいっそう高まります。

患者さんにもすすめる断食は、西式健康法の中でも、重要な療法の1つで、その効果には目を見張るものがあります。生活習慣病はもとより、花粉症やアトピー性皮膚炎、またうつ病の患者さんにも有効なのです。

断食は精神の修養ともいわれますから、体内の毒素を排出するだけでなく、心のデトックス作用もあるのかもしれません。

そういう意味では、究極の健康法、若返り法といえるでしょう。

朝食を抜くだけでも自然治癒力は強くなりますが、断食すると、その力はさらに強力になります。ふだん、食べ物の消化に使われていたエネルギーが、免疫系と組織再生のプロセスにまわるので、自然治癒力が向上して、弱った細胞も正常に生まれ変わるのです。

実際にどのような変化が起こるのかというと、まず腸内では、善玉菌が増えて環境が整います。排泄力も高まるので、腸内にたまっていた宿便などが排泄され、働きもよくなるのです。

腸内環境が整うと、肌荒れが解消されたり、アレルギー症状が緩和されたりすることもありますが、過食によって脂肪をため込む現代人にとって、何よりの朗報は、脂肪が燃えるという点でしょう。

体内にエネルギー源となる食べ物が入ってこないと、脂肪や肝臓に蓄積されているグリコーゲンをエネルギーとして利用するようになるため、脂肪の分解や燃焼が進むのです。

脂肪が燃えると、脳内のα波の発生を促すケトン体がつくられるので、集中力が増し、心が安らぐ効果もあるようです。

また、私たちは年間4キログラム以上の食品添加物を摂取しているといわれ、そのほかにも薬品や金属といった有害物質が体に蓄積されています。こうした〝毒〟は脂肪などに蓄積されるので、断食で脂肪が燃えると、毒素も排出されるのです。

◆断食で人生をリセット

断食は生活習慣を変える大きなきっかけにもなりますから、現代を生きる人にこそ、その効果を知ってほしいと思います。

現代人の大半は、働きづめの日常によって内臓にダメージを受けているにもかかわらず、過食をしています。それが原因で内臓はさらに疲弊し、肥満、脂肪肝、糖尿病など、さまざまな不調に悩まされることになるのです。

この過食を改めるには、まず、誤った食習慣を断ち切ることが必要です。食事の悪癖を断ち、適切な食生活を習慣づける機会として、断食はとても有効なのです。

断食によって得られる効果は、頭痛、肩こり、慢性的なだるさ、肌の不調、便秘、アレルギー（アトピー、ぜんそく、鼻炎）、慢性胃炎、下痢、高血圧、生理不順、更年期障害、不妊症、冷え性、肥満など、あげればきりがありません。

さらに、メンタル面でも、心からリラックスして、気持ちが晴れやかになるなどの効用があるようです。

◆1日断食のすすめ

断食の効果を実感してみたい人は、1日断食をしてみたらどうでしょうか。

3日以上の断食となると、的確に指導してくれる医師や専門家のもとでやる必要がありますが、1日断食なら、基本に忠実に行えば危険はないといえます。

毎日の朝食抜きで、半日断食をすでに実践しているわけですから、1日断食で食事を抜いても、さほどつらくはないと思います。どうしてもつらい場合は、寒天か、少量のりんごくらいなら、食べてもかまいません。

ただし、水分補給は怠らないようにしてください。いつものように、最低でも2リットルは摂るようにしましょう。

●1日断食

（前日）

☆前夜から心と体の準備をします。

夕食のメニューはいつもより軽めにして、脂っこい料理やアルコール、甘みの強い菓子類は避けてください。夕食は午後7時ぐらいまでにはすませて、内臓を休ませます。水分補給はだけは十分にしておいてください。

（当日）

☆午前中は、水分補給を欠かさないこと。水や柿の葉茶などをゆっくり飲みましょう。

☆断食中は基本的に水分補給だけですが、昼頃になって空腹に耐えられないという場合は、寒天なら食べてもかまいません。

1食の量は、棒寒天1本（だいたいどんぶり1杯くらい）。寒天は水で戻し、加熱してから、冷やし固めます。寒天には食物繊維が豊富に含まれているので、断食中の空腹を満たすだけでなく、腸の掃除もしてくれます。

そのままでは食べにくいという場合は、少量のはちみつか黒みつをかけます。

寒天は冷やして食べても、まだ温かくトロっとした状態で食べてもかまいませんが、冷やした状態で食べたい場合は、前日に用意しておきましょう。

寒天の苦手な人は、リンゴ2分の1個か、野菜ジュースをコップ1杯くらいなら、飲んでもいいでしょう。

☆基本的に夕食もなしで、水分補給のみですが、空腹感が強い場合は、ここでも、どんぶり１杯の寒天を食べます。寒天が苦手な人は、リンゴか野菜ジュースを。

（翌日）

☆午前中は、ふだんどおりに朝食抜き。水分補給を忘れずにしてください。

☆昼食は、いつもの２分の１程度に抑えます。急に食べると、胃に負担をかけるためです。主食はおかゆにしておきましょう。

青春新書
PLAYBOOKS
人生を自由自在に活動《プレイ》する

人生の活動源として

いま要求される新しい気運は、最も現実的な生々しい時代に吐息する大衆の活力と活動源である。

文明はすべてを合理化し、自主的精神はますます衰退に瀕し、自由は奪われようとしている今日、プレイブックスに課せられた役割と必要は広く新鮮な願いとなろう。

いわゆる知識人にもとめる書物は数多く窺うまでもない。

本刊行は、在来の観念類型を打破し、謂わば現代生活の機能に即する潤滑油として、逞しい生命を吹込もうとするものである。

われわれの現状は、埃りと騒音に紛れ、雑踏に苛まれ、あくせく追われる仕事に、日々の不安は健全な精神生活を妨げる圧迫感となり、まさに現実はストレス症状を呈している。

プレイブックスは、それらすべてのうっ積を吹きとばし、自由闊達な活動力を培養し、勇気と自信を生みだす最も楽しいシリーズたらんことを、われわれは鋭意貫かんとするものである。

―創始者のことば―　小澤和一

著者紹介

渡辺完爾〈わたなべ　かんじ〉

昭和29年生まれ。独協医科大学医学部卒、医学博士。幼少期より医師である父(渡辺正)の指導により、朝食抜きの2食・生菜食・温冷浴など「西式健康法」を実践。平成9年から父とともに、西式健康法を基礎に断食療法・生食療法・運動療法などにて、各種疾患の治療にあたっている。平成23年より渡辺医院院長。薬を使わない療法にて、西洋医学で治らなかった難病が改善した例は数知れない。

病気知《びょうきし》らずの体《からだ》になる
「腹七分目《はらしちぶんめ》」の満腹法《まんぷくほう》

青春新書 PLAYBOOKS

2012年6月5日　第1刷

著者　渡《わた》辺《なべ》完《かん》爾《じ》

発行者　小澤源太郎

責任編集　株式会社プライム涌光
電話　編集部　03(3203)2850

発行所　東京都新宿区若松町12番1号 〒162-0056　株式会社青春出版社
電話　営業部　03(3207)1916　振替番号　00190-7-98602

印刷・中央精版印刷　製本・フォーネット社

ISBN978-4-413-01952-1